Mit freundlicher Empfehlung
überreicht durch

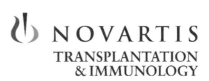

Ciclosporin in der Rheumatologie

Herausgegeben von
Bernhard Manger

Unter Mitarbeit von

Gerd-Rüdiger Burmester
Günther Dannecker
Gerd Ganser
Christof Iking-Konert
Klaus Krüger
Bernhard Manger
Karin E. Manger
Elisabeth Märker-Hermann
Hubert Nüßlein
Karl-Uwe Petersen
Matthias Schneider
Joachim Sieper

56 Abbildungen
51 Tabellen

Georg Thieme Verlag
Stuttgart · New York

Bibliografische Information der Deutschen Bibliothek

Die Deutsche Bibliothek verzeichnet diese Publikation in der Deutschen Nationalbibliografie; detaillierte bibliografische Daten sind im Internet über http://dnb.ddb.de abrufbar.

Medizinische Redaktion:
Harald Rass, Schwalbach-Hülzweiler

© 2004 Georg Thieme Verlag
Rüdigerstraße 14
70469 Stuttgart
Unsere Homepage: http://www.thieme.de

Printed in Germany

Umschlaggestaltung: Thieme Verlagsgruppe
Umschlaggrafik: Martina Berge, Erbach
Grafiken: Ziegler + Müller, Kirchentellinsfurt
Satz: Ziegler + Müller, Kirchentellinsfurt
Druck: Druckhaus Götz GmbH, Ludwigsburg
Buchbinder: Conzella, Pfarrkirchen

ISBN 3-13-133251-4   1 2 3 4 5 6

Wichtiger Hinweis: Wie jede Wissenschaft ist die Medizin ständigen Entwicklungen unterworfen. Forschung und klinische Erfahrung erweitern unsere Erkenntnisse, insbesondere was Behandlung und medikamentöse Therapie anbelangt. Soweit in diesem Buch eine Dosierung oder eine Applikation erwähnt wird, darf der Leser zwar darauf vertrauen, dass Autoren, Herausgeber und Verlag große Sorgfalt darauf verwandt haben, dass diese Angabe dem **Wissensstand bei Fertigstellung des Werkes** entspricht.

Für Angaben über Dosierungsanweisungen und Applikationsformen kann vom Verlag jedoch keine Gewähr übernommen werden. **Jeder Benutzer ist angehalten,** durch sorgfältige Prüfung der Beipackzettel der verwendeten Präparate und gegebenenfalls nach Konsultation eines Spezialisten festzustellen, ob die dort gegebene Empfehlung für Dosierungen oder die Beachtung von Kontraindikationen gegenüber der Angabe in diesem Buch abweicht. Eine solche Prüfung ist besonders wichtig bei selten verwendeten Präparaten oder solchen, die neu auf den Markt gebracht worden sind. **Jede Dosierung oder Applikation erfolgt auf eigene Gefahr des Benutzers.** Autoren und Verlag appellieren an jeden Benutzer, ihm etwa auffallende Ungenauigkeiten dem Verlag mitzuteilen.

Geschützte Warennamen (Warenzeichen) werden **nicht** besonders kenntlich gemacht. Aus dem Fehlen eines solchen Hinweises kann also nicht geschlossen werden, dass es sich um einen freien Warennamen handelt.

Das Buch, einschließlich aller seiner Teile, ist urheberrechtlich geschützt. Jede Verwertung außerhalb der engen Grenzen des Urheberrechtsgesetzes ist ohne Zustimmung des Verlages unzulässig und strafbar. Das gilt insbesondere für Vervielfältigungen, Übersetzungen, Mikroverfilmungen und die Einspeicherung und Verarbeitung in elektronischen Systemen.

Vorwort

Ciclosporin ist das älteste spezifische T-Zell-Immunsuppressivum. Mit diesem Wirkstoff begann die T-Zell-Immunsuppression bei rheumatischen Erkrankungen. Bei seiner Einführung war Ciclosporin die erste Substanz, die nicht über Zellteilungsmechanismen wirkte, sondern ihren Effekt über die Hemmung der IL-2-Synthese und nachgeschaltete Zytokinwirkungen entfaltete.

In diesem Buch wird der aktuelle Stellenwert dieses Prototyps im Rahmen der modernen rheumatologischen Therapiekonzepte vorgestellt, etwa bei der Kombinationstherapie der rheumatoiden Arthritis: Gerade durch seinen gut definierten Wirkmechanismus ist Ciclosporin ein attraktiver Kombinationspartner. Doch nicht nur bei der häufigsten entzündlich-rheumatischen Erkrankung, sondern in vielen weiteren rheumatologischen Indikationen, z.B. bei Psoriasis-Arthritis, primären Vaskulitiden, systemischem Lupus erythematodes und auch in der Kinderrheumatologie, hat Ciclosporin heute eine wichtige therapeutische Funktion.

Diese Bestandsaufnahme „Ciclosporin in der Rheumatologie" beruht auf einem Expertenworkshop, der im Februar 2003 im Stuttgarter Thieme Verlagshaus stattfand. Sie soll den Kollegen in Praxis und Klinik einen umfassenden Überblick über die T-Zell-Immunsuppression mit Ciclosporin in allen wichtigen rheumatologischen Indikationen bieten.

Den Gastgebern und Organisatoren vom Thieme Verlag, Frau Schwarz und Herrn Dr. Kübler, dem Sponsor, der Fa. Novartis, Herrn Gerschitz und Frau Dr. Rickers, die den Workshop ermöglicht haben, sowie allen Teilnehmern für ihre konstruktive und intensive Arbeit gebührt herzlicher Dank!

Erlangen, im Januar 2004   Bernhard Manger

Adressenverzeichnis

Herausgeber

Prof. Dr. med. Bernhard Manger
Medizinische Klinik III mit Poliklinik
Krankenhausstraße 12
91054 Erlangen

Erstautoren

Prof. Dr. med. Gerd-Rüdiger Burmester
Charité – Universitätsmedizin Berlin
Medizinische Klinik mit Schwerpunkt
Rheumatologie und Klinische Immunologie
Schumannstraße 20/21
10117 Berlin

Prof. Dr. med. Günther Dannecker
Klinikum Stuttgart
Olgahospital
Pädiatrie I
Bismarckstraße 8
70176 Stuttgart

Dr. med. Gerd Ganser
St.-Josef-Stift
Rheumatologie
Westtor 7
48324 Sendenhorst

Dr. med. Christof Iking-Konert
Universitätskliniken Düsseldorf
Klinik für Nephrologie und Rheumatologie
Moorenstraße 5
40225 Düsseldorf

Prof. Dr. med. Klaus Krüger
Internist-Rheumatologe
St.-Bonifatius-Straße 5
81541 München

Priv.-Doz. Dr. med. Karin E. Manger
Medizinische Klinik III mit Poliklinik
Krankenhausstraße 12
91054 Erlangen

Prof. Dr. med. Elisabeth Märker-Hermann
Klinikum der Landeshauptstadt Wiesbaden
Dr. Horst-Schmidt-Kliniken GmbH
Innere Medizin IV – Rheumatologie,
klinische Immunologie, Nephrologie
Aukammallee 39
65191 Wiesbaden

Prof. Dr. med. Hubert Nüßlein
Städtisches Klinikum Friedrichstadt
Medizinische Klinik
Friedrichstraße 41
01067 Dresden

Prof. Dr. med. Karl-Uwe Petersen
Oberdorfstraße 22
52072 Aachen

Prof. Dr. med. Matthias Schneider
Universitätskliniken Düsseldorf
Klinik für Nephrologie und Rheumatologie
Moorenstraße 5
40225 Düsseldorf

Prof. Dr. med. Joachim Sieper
Medizinische Klinik I, Rheumatologie
Universitätsklinikum Benjamin Franklin
Hindenburgdamm 30
12200 Berlin

Inhaltsverzeichnis

Einleitung *1*
Bernhard Manger

Teil 1
Der Lymphozyt als therapeutisches Target in der Rheumatologie *5*
Gerd-Rüdiger Burmester

1 **Pathogenese der rheumatoiden Arthritis** 5
1.1 Hypothesen zur Pathogenese der rheumatoiden Arthritis 5
1.2 Multifaktorielle Genese und Ausgestaltung der rheumatoiden Arthritis .. 6
1.3 Induktion der Autoimmunität 6
1.4 T-Zell-Aktivierung 7
1.5 Sequenz der Gewebedestruktion 9
1.6 Krankheitssuszeptibilität 9
1.7 Autoantigene bei der rheumatoiden Arthritis 9
1.8 Point of no return 11
1.9 Wirkung von Ciclosporin 11
1.10 Rolle der Monozyten/Makrophagen 11

Teil 2
Immunsuppressive Therapie in der Kinderrheumatologie *14*
Günther Dannecker, Gerd Ganser

1 **Nomenklatur der Kinderrheumatologie** 14
2 **Indikation für die Immunsuppression in der Kinderrheumatologie** 15
2.1 Juvenile idiopathische Arthritis 15
2.2 Makrophagen-aktivierendes Syndrom .. 16
2.3 Uveitis 17
2.4 Juvenile Dermatomyositis 17
3 **Immunsuppressiva in der Kinderrheumatologie** 17
3.1 Kortikosteroide 17
3.2 Methotrexat 18
3.3 Ciclosporin 18
3.4 Leflunomid 20
3.5 Azathioprin 20
3.6 Biologicals 20
   Literatur 21

Teil 3
Lupus erythematodes *23*
Karin E. Manger

1 **Mortalitätsrisiko und Prognosefaktoren** 23
2 **Therapie der schweren Organbeteiligungen** 24
2.1 Nebenwirkungen der Cyclophosphamid-Therapie 25
2.2 Randomisierte Studien zur Therapie der Lupusnephritis 1998–2003 26
3 **Immunsuppressive Therapie in der Schwangerschaft** 27
4 **Ciclosporin bei systemischem Lupus erythematodes** 27
   Literatur 31

Teil 4
Vaskulitiden *33*
Christof Iking-Konert, Matthias Schneider

1 **Einteilung der Vaskulitiden** 33
2 **Staging der Vaskulitiden** 34
3 **Therapieformen** 35
4 **Ciclosporin bei primären Vaskulitiden** .. 36
4.1 Patienten ohne Nierentransplantation .. 36
4.2 Patienten mit Nierentransplantation ... 37
4.3 Neuere Publikationen 37
4.4 Ciclosporin bei Takayasu-Arteriitis 38
4.5 Ciclosporin bei Morbus Behçet 38
   Literatur 39

Teil 5
Behandlung der frühen rheumatoiden Arthritis *41*
Joachim Sieper

1 **Rationale der Frühtherapie** 41
2 **Berliner monozentrische Studie bei früher rheumatoider Arthritis** 43
3 **Etanercept bei früher rheumatoider Arthritis** 45
   Literatur 46

Teil 6
Kombinationstherapien 47
Klaus Krüger

1 Meilensteine der modernen Therapie der rheumatoiden Arthritis 47
2 Häufigkeit der Kombinationstherapie .. 47
3 Strategien der Kombinationstherapie .. 47
3.1 Kombinationsstrategie 47
3.2 Einsatzstrategie 48
4 Kombinationstherapien – Substanzen und Studien 49
4.1 Methotrexat plus Ciclosporin 50
4.2 Weitere Kombinationen mit Ciclosporin 53
5 Um wie viel sind Kombinationen aus DMARD + Biological effektiver als DMARD-Kombinationen? 55
Literatur 57

Teil 7
Psoriasis-Arthritis 59
Hubert Nüßlein

1 Epidemiologie 59
1.1 Abfolge von Haut- und Gelenkbefall ... 59
2 Unterformen 59
3 Diagnosekriterien 60
4 Klinik 61
5 Diagnose und Differenzialdiagnose ... 61
6 Prognose 62
7 Therapie 62
7.1 Grundsätzliche Überlegungen 62
7.2 Zulassungsstatus 62
7.3 Überblick zur Studienlage 63
7.4 Methotrexat 63
7.5 Ciclosporin 64
7.6 Gold i. m. 66
7.7 Sulfasalazin 66
7.8 Biologicals 66
Literatur 68

Teil 8
Ciclosporin und Nierenverträglichkeit .. 70
Elisabeth Märker-Hermann

1 Ciclosporin-induzierte Nephrotoxizität bei Autoimmunerkrankungen 70
1.1 Häufigkeit, funktionelle und reversible Störungen 70
1.2 Anatomische Lokalisation der renalen Störungen 71
1.3 Molekulare und pathogenetische Mechanismen 71
1.4 Effekte von Ciclosporin an der afferenten Arteriole 72
1.5 Effekte von Ciclosporin am proximalen Tubulus 72
2 Nierenbioptische Befunde bei Patienten mit Autoimmunerkrankungen unter Ciclosporin-Therapie 74
3 Ciclosporin zur Therapie von autoimmunen Nierenerkrankungen ... 75
3.1 Idiopathisches nephrotisches Syndrom 75
3.2 Fokal-segmentale Glomerulosklerose .. 75
3.3 Sklerodermie 75
4 Andere Medikamente mit Wirkung am Tubulointerstitium 76
5 Empfohlene Kontrolluntersuchungen .. 76
6 Leitlinien zur Minimierung und Vermeidung der Ciclosporin-assoziierten Nephrotoxizität 76
7 Ciclosporin-induzierte arterielle Hypertonie und ihr Management 77
8 Notwendigkeit von Spiegelmessungen? 79
Literatur 79

Teil 9
Ciclosporin, ein Critical-dose-Pharmakon 81
Kai-Uwe Petersen

1 Geringe therapeutische Breite 81
2 Critical dose 82
3 Ciclosporin als Critical-dose-Pharmakon 83
4 Therapeutische Äquivalenz 84
5 Zulassung wirkstoffgleicher Medikamente 84
6 Kritische Beispiele inklusive Ciclosporin 85
7 Konsequenzen 86
Literatur 87

Teil 10
Neue Ansätze für immunsuppressive Therapien 88
Bernhard Manger

1 Mycophenolsäure 88
1.1 Wirkmechanismus 88
1.2 Verträglichkeitsprobleme 88
1.3 Rheumatoide Arthritis 89
1.4 Andere rheumatologische Erkrankungen 90
1.5 Natrium-Mycophenolat (myfortic™) .. 90
2 Rapamycin (Sirolimus) und Everolimus . 91
2.1 Rapamycin (Sirolimus) 91
2.2 Everolimus 92
3 Migrationsinhibitor FTY720 92
Literatur 95

Sachverzeichnis 97

Einleitung

Bernhard Manger

Ende der 1970er Jahre, bevor monoklonale Antikörper verfügbar waren, ließen sich T-Lymphozyten (T-Zellen) nur dadurch identifizieren, dass sie mit Schaf-Erythrozyten Rosetten bildeten (Abb. 1). Seitdem hat die Immunologie durch neue Methoden der Zell- und Molekularbiologie und durch die Erforschung der Wirkmechanismen moderner Immunsuppressiva enorme Fortschritte gemacht.

Die pathogenetische Bedeutung der Aktivierung von T-Lymphozyten für rheumatische Erkrankungen und der Stellenwert der therapeutischen Blockade dieser Aktivierung durch Ciclosporin sind Hauptaspekte des vorliegenden Buches. Das Erlanger Institut für Klinische Immunologie hat sich schon zu Beginn der 1980er Jahre mit der T-Zell-Aktivierung beschäftigt und als Aktivierungsmarker die Interferon-Produktion in der humanen Zellkultur gemessen (Manger et al., 1981).

Im ersten Schritt der „Zytokin"-Forschung (der Begriff wurde erst später geprägt) wurden die biologischen Effekte definiert, die von ungereinigten Zellüberständen aktivierter Lymphozyten verursacht wurden. Zunächst war weder die Struktur noch das Molekulargewicht der darin enthaltenen Moleküle mit biologischen Effekten bekannt und niemand wusste damals, ob es für diese Faktoren Rezeptoren gäbe.

Auf dem ersten Konsensusmeeting zum Thema Interleukine, das 1979 stattfand, erhielten zwei Faktoren ihren noch heute gültigen Namen: Der Lymphozyten-aktivierende Faktor (LAF), der maßgeblich an der Regulation zwischen Makrophage und T-Zelle beteiligt ist, wurde als Interleukin-1 (IL-1) bezeichnet. Der andere Faktor,

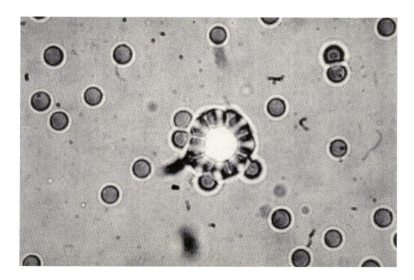

Abb. 1 T-Zell-Schaf-Erythrozyten-Rosette.

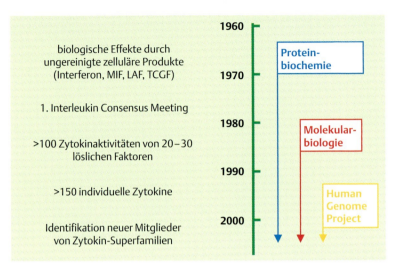

Abb. 2 Geschichte der Zytokinforschung.

der in entscheidendem Maße für die Proliferation bzw. klonale Expansion der T-Zellen verantwortlich ist, der T-Zell-Wachstumsfaktor (T-cell growth factor = TCGF), hieß von nun an Interleukin-2 (IL-2).

In den 1990er Jahren waren bereits 150 Zytokine aus mehreren Zytokin-Superfamilien bekannt, die zu einem großen Teil ebenfalls von aktivierten Lymphozyten gebildet werden (Abb. 2).

Schon bald wurde gezeigt, dass die T-Zell-Aktivierung durch das Zusammenspiel von zwei verschiedenen Signalen zustande kommt. Das eine Signal entspricht einem Anstieg des intrazellulären Kalziums, das andere wird über die Proteinkinase C vermittelt. Beide Signale laufen über den T-Zell-Rezeptor. Nur wenn beide Signale gegeben werden, wird das IL-2-Gen angeschaltet und transkribiert.

🛈 Als Ciclosporin zu Beginn der 1980er Jahre die Bühne betrat, stand fest, dass die Aktivierung des IL-2-Gens in Gegenwart von Ciclosporin ausbleibt. Damit wird die Bildung von IL-2 und infolgedessen die Phase der klonalen Expansion der T-Zelle unterdrückt (Larsson, 1980).

Die ganzen Effektorkaskaden, die zwischen den ersten Schritten der T-Zell-Aktivierung und der Aktivierung der erforderlichen Gene im Zellkern liegen, waren damals allerdings noch nicht bekannt.

Der Ciclosporin-Wirkmechanismus ließ sich durch folgendes Experiment näher charakterisieren (Manger et al., 1986): Durch genetische Veränderungen wurden T-Zell-Linien erzeugt, deren Aktivierung immer stärker vom Proteinkinase-C-Weg abhängig war und die das Kalziumsignal zu ihrer Aktivierung immer weniger brauchten. Diese Zellen erwiesen sich als zunehmend unempfindlich gegenüber der Ciclosporin-Hemmung. Damit war indirekt bewiesen, dass Ciclosporin im kalziumabhängigen Schenkel der T-Zell-Aktivierung wirkt (Abb. 3). Heute ist bekannt, dass Ciclosporin den kalziumabhängigen Signalweg blockiert, indem es Calcineurin inaktiviert.

Wenn es um rheumatische Erkrankungen und das Immunsystem geht, müssen sowohl das phylogenetisch junge, sehr effiziente und spezifisch wirkende System der T-Zellen als auch das phylogenetisch ältere, unspezifische System beachtet werden, das die Makrophagen repräsentieren (Abb. 4). Beide Systeme gehören zusammen wie der Architekt und der Zimmermann, denn ihre Zelltypen beeinflussen sich gegenseitig. Durch einseitige Zytokinblockade nur auf der Makrophagenseite lässt sich eine rheumatische Erkrankung möglicherweise nicht nachhaltig positiv beeinflussen. Erst wenn parallel dazu oder im Anschluss daran auch die T-Zell-Zytokine als therapeutisches Ziel angegangen werden, sind stärkere und nachhaltigere Therapieerfolge in Sicht. Der „Architekt" T-Zelle darf bei der Behandlung rheumatischer Erkrankungen nicht vergessen werden, da über ihn auch indirekte Wirkungen auf den „Zimmermann" Makrophage erzielt werden.

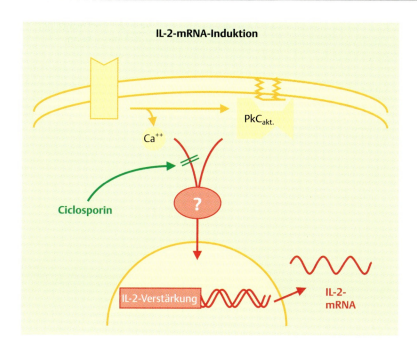

Abb. 3 Doppelsignal der T-Zell-Aktivierung.

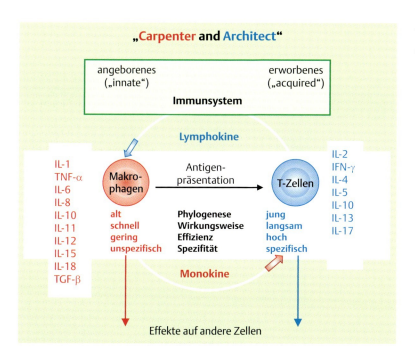

Abb. 4 Angeborenes (unspezifisches) und erworbenes (spezifisches) Immunsystem.

🛈 Ciclosporin ist das älteste spezifische T-Zell-Immunsuppressivum. Mit diesem Wirkstoff begann die T-Zell-Immunsuppression bei rheumatischen Erkrankungen. Bei seiner Einführung war Ciclosporin die erste Substanz, die nicht über Zellteilungsmechanismen wirkte, sondern ihren Effekt über die Hemmung der IL-2-Synthese und nachgeschaltete Zytokinwirkungen entfaltete.

In den Beiträgen dieses Buches wird der aktuelle Stellenwert dieses Prototyps im Rahmen der modernen rheumatologischen Therapiekonzepte vorgestellt.

Literatur

Larsson EL. Cyclosporin A and dexamethasone suppress T cell responses by selectively acting at distinct sites of the triggering process. J Immunol 1980; 124: 2828–2833

Manger B, Kalden JR, Zwatzky R, Kirchner H. Interferon production in the human mixed lymphocyte culture. Transplantation 1981; 32: 149–152

Manger B, Hardy KJ, Weiss A, Stobo JD. Differential effect of cyclosporin A on activation signaling in human T cell lines. J Clin Invest 1986; 77: 1501–1506

Teil 1
Der Lymphozyt als therapeutisches Target in der Rheumatologie

Gerd-Rüdiger Burmester

In diesem Beitrag geht es um den pathogenetischen und damit auch therapeutischen Stellenwert des Lymphozyten in der Rheumatologie. Der Einfluss dieser Zelle auf die Entstehung und Erhaltung rheumatischer Erkrankungen wird hier im Wesentlichen am Beispiel der rheumatoiden Arthritis (RA) dargestellt. Am Modell dieser häufigsten entzündlich-rheumatischen Erkrankung sind die meisten diesbezüglichen Erkenntnisse gewonnen worden. Diese Erkenntnisse sind, was die Effektormechanismen betrifft, weitgehend auf andere rheumatische Erkrankungen, wie etwa die Spondylarthropathien, übertragbar, wobei neben Gemeinsamkeiten auch Unterschiede bestehen.

1 Pathogenese der rheumatoiden Arthritis

Die Pathogenese der RA ist trotz jahrzehntelanger Forschung mit intensiver Suche nach Erregern und Auslösern weiterhin unklar. Bei anderen Arthritiden bestehen schon genauere pathogenetische Vorstellungen: Bei der Lyme-Arthritis etwa ist bekannt, dass *Borrelia burgdorferi* im Körper persistiert und dass daraufhin – vermutlich *aufgrund der Erregerpersistenz* – zu einem späteren Zeitpunkt die Erkrankung ausbricht. Bei der RA wurde aber bisher kein persistierender Erreger und nicht einmal ein persistierendes *Antigen* gefunden, wie z. B. bei der Yersinia-Arthritis. Das Beispiel dieser reaktiven Arthritis zeigt, dass zur Auslösung einer Gelenkentzündung der Erreger selber nicht unbedingt vorhanden sein muss, sofern das Antigen lange genug im Körper persistiert.

! Die Vermutung ist allerdings berechtigt und gut begründet, dass die RA im Wesentlichen auf einer Immunpathologie beruht, die durch T-Zellen, B-Zellen, Makrophagen und Zytokine geprägt ist und in deren Mittelpunkt insbesondere die T-Lymphozyten stehen.

1.1 Hypothesen zur Pathogenese der rheumatoiden Arthritis

Eine Hypothese geht davon aus, dass die Pathogenese der RA auf einer ständigen Erregerpräsenz (**permanent hit**) beruht. Allerdings konnte der betreffende Erreger (möglicherweise auch mehrere) bisher trotz aller Methoden der modernen Molekularbiologie noch nicht identifiziert werden. Das bedeutet aber nicht, dass es solch einen Erreger definitiv nicht gibt. Ein Milliliter Meerwasser beispielsweise enthält bis zu 1 Million Keimarten, von denen sich derzeit maximal 10 000 anzüchten lassen. Daher ist es durchaus denkbar, dass es trotz intensiver Untersuchung der Gewebebestandteile bei der RA und anderen rheumatischen Erkrankungen einfach noch nicht gelungen ist, den verantwortlichen Erreger zu charakterisieren, weil er den verfügbaren Methoden ausweicht. Ernst zu nehmende Wissenschaftler, wie z. B. der Nobelpreisträger Rolf Zinkernagel, glauben auch heute noch, dass Autoimmunerkrankungen persistierende Infektionen seien. Das ist nach wie vor eine wichtige Theorie, die nach eigener Einschätzung aber nicht besonders wahrscheinlich ist.

Eine zweite Hypothese besagt, dass ein Erreger wirksam geworden ist, klinisch und/oder immunologisch, sich dann aber im Organismus „versteckt" hat (**hit and hide**). Diesem Mechanismus entsprechen beispielsweise die Herpesviren,

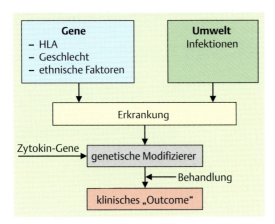

Abb. 1.1 Pathogenese der rheumatoiden Arthritis – multifaktorielle Genese und Ausgestaltung der Erkrankung.

die eine manchmal schwere Erkrankung hervorrufen können, sich dann aber in bestimmte Zellgruppen zurückziehen, um gelegentlich wieder „zuzuschlagen".

Die dritte Hypothese zur Pathogenese der RA nimmt an, dass ein Erreger im Körper wirksam geworden ist, sich dann aber in einer Art „Fahrerfluchtsituation" wieder entfernt hat (**hit and run**). Ein solcher Erreger lässt sich selbst nicht oder nur mit großer Schwierigkeit als Krankheitsursache nachweisen. Die Hit-and-run-Hypothese ist nach der eigenen Einschätzung die wahrscheinlichste.

1.2 Multifaktorielle Genese und Ausgestaltung der rheumatoiden Arthritis

Solange *der* Auslöser der RA nicht bekannt ist, bleibt die Arbeitshypothese gültig, dass möglicherweise eine Reihe von Faktoren zusammenwirken, um die Erkrankung zu verursachen. Auf jeden Fall aber sind mehrere Faktoren an der weiteren Entwicklung und Klinik der Erkrankung beteiligt (Abb. 1.1). Dazu gehören nicht nur bestimmte genetische Voraussetzungen (HLA-Antigene), das Geschlecht und ethnische Faktoren, sondern wahrscheinlich auch Umweltfaktoren, wie die bereits thematisierten Infektionen. Bei den ethnischen Einflüssen ist von hohem Interesse, dass bestimmte Volksgruppen (z. B. in Zentralafrika in Meeresnähe) keine RA bekommen, während afrikanische Hochlandstämme an einer RA erkranken.

Aus der Zwillingsforschung ist bekannt, dass die genetische Veranlagung bei der RA maximal 30 % des gesamten Krankheitsgeschehens ausmacht. Eineiige Zwillinge erkranken nur zu 15 % konkordant. Daher muss die Pathogenese der RA auf weiteren, nicht genetischen Faktoren beruhen, also auf Umweltfaktoren, in erster Linie infektiösen Ereignissen, die das Immunsystem möglicherweise in einer stochastischen Art und Weise so beeinflussen, dass der eine eineiige Zwillingspartner an einer RA erkrankt und der andere nicht.

Wenn die Erkrankung entstanden ist, wird sie genetisch modifiziert. Zytokingene beispielsweise beeinflussen das Repertoire der Zytokinausprägung, wodurch in einem Fall eine schwere und in einem anderen Fall eine milde RA entstehen kann. Das klinische Krankheitsergebnis („Outcome") wird auch durch die Behandlung stark beeinflusst.

1.3 Induktion der Autoimmunität

Die Induktion der Autoimmunität bzw. Autoaggressivität ist ein recht komplexer Vorgang, der in Abb. 1.2 schematisch dargestellt ist. Zentral im Geschehen steht die Prozessierung der Autoantigene durch Antigen-präsentierende Zellen (APC). Die Präsentation von Autoantigenen findet im Körper allerdings sehr häufig statt. Jeder Mensch hat autoreaktive T-Lymphozyten und Autoantikörper, wie z. B. niedrigtitrige Rheumafaktoren. Die Autoimmunität ist primär weder krankhaft noch pathogen. Erst wenn durch einen weiteren Faktor oder Mechanismus aus einer Autoimmunität eine Autoaggressivität geworden ist, entwickelt sich eine Autoimmunerkrankung.

Unter den Faktoren, die eine Autoaggressivität induzieren können, ist an erster Stelle die so genannte molekulare Mimikry zu nennen. Dabei „verwechselt" das Immunsystem einen Erreger und körpereigenes Material aufgrund ihrer ähnlichen molekularen Struktur. In der Folge reagiert das fehlgeleitete Immunsystem gegen körpereigene Strukturen.

Eine andere Variante zur Induktion der Autoaggressivität, die bei Autoimmunerkrankungen nachgewiesen wurde, beruht auf der aberranten Expression von HLA-Molekülen, insbesondere der Klasse II, oder von ko-stimulatorischen Molekülen auf APC oder auch auf anderen Zellen, die normalerweise keine Antigene präsentieren. Diese zu einem bestimmten Zeitpunkt einsetzende

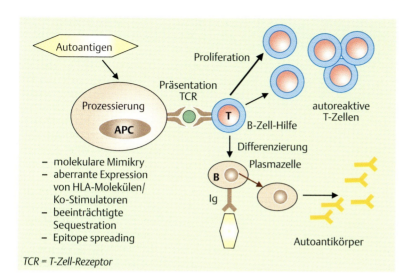

Abb. 1.2 Induktion der Autoimmunität.

aberrante Expression führt zur Aktivierung von T-Lymphozyten.

Auch die beeinträchtigte Sequestration in bestimmten Kompartimenten kann eine Autoaggression auslösen. Bei Störungen der Blut-Hirn-Schranke beispielsweise oder auch bei inneren Verletzungen wird in normalerweise abgeschotteten Bereichen Material freigesetzt, das vom Immunsystem als fremd erkannt wird, weil es dort sonst nicht vorkommt.

Ein weiterer Mechanismus zur Induktion der Autoaggression ist das „Epitope spreading". Dabei weitet sich eine zunächst begrenzte Immunreaktion auf immer mehr Antigene aus, was zu zunehmenden Autoimmunreaktionen führen kann.

Alle genannten Faktoren leiten eine T-Zell-Aktivierung ein. Autoreaktive T-Zellen proliferieren, die wiederum B-Zellen bei der Ausdifferenzierung behilflich sind. Der Impuls der aktivierten T-Zellen ist für die B-Zellen wichtig, die offensichtlich keine strenge autoimmune Abschottung haben. Wahrscheinlich besitzen alle Menschen viele autoreaktive B-Zellen, die ihnen aber so lange nicht schaden, wie das Signal der autoreaktiven T-Zellen ausbleibt. Erst nach diesem Signal beginnen die B-Zellen mit der Bildung von Autoantikörpern.

1.4 T-Zell-Aktivierung

Zur T-Zell-Aktivierung tragen mehrere Signalbereiche bei (Abb. 1.3). Im Mittelpunkt steht das Signal des trimolekularen Komplexes aus der α- und β-Untereinheit des T-Zell-Rezeptors (TCR), dem antigenen Peptid und dem MHC-Klasse-II-Antigen. An diesen Komplex bindet außerdem das CD4-Molekül, das für dessen Gesamtbindung unerlässlich ist. Dieses Signal reicht aber noch nicht aus, es müssen weitere hinzukommen, bevor Aktivierungsmarker exprimiert werden, z. B. über CD80/CD86 und CD28/CTLA4 oder über das CD40-CD40L-Ligandensystem (Abb. 1.3). Inzwischen sind für alle diese Moleküle neue Reagenzien verfügbar, die das Wissen über die T-Zell-Aktivierung ständig erweitern helfen.

Die Aktivierungssignale bewirken u. a. die Expression von IL-2, das für die klonale Expansion der aktivierten T-Zellen bedeutsam ist. Daneben kommt es auch zu einer vermehrten Expression von MHC-Klasse-II-Molekülen auf den T-Lymphozyten, was mit der Migration der aktivierten T-Zellen in das Gewebe zusammenhängen könnte. Die klinische Folge der gesteigerten Zytokinproduktion sind Autoimmunerkrankungen. Bei der RA steht der Th1-Phänotyp (Th = T-Helferzellen) der Zytokinproduktion im Vordergrund, der durch eine gesteigerte IL-2- und IFN-γ-Bildung gekennzeichnet ist, während der Th2-Phänotyp bei dieser Erkrankung weniger bedeutsam und vielleicht sogar unterdrückt ist. Im Rahmen der T-Zell-Aktivierung mit klonaler Expansion wird außerdem das immunologische Gedächtnis geprägt, wodurch schließlich das Vollbild der Autoimmunerkrankung erreicht ist.

Zu Beginn der Zytokinforschung Anfang der 1980er Jahre waren die Verhältnisse bei der T-Zell-Aktivierung noch einfach und überschaubar.

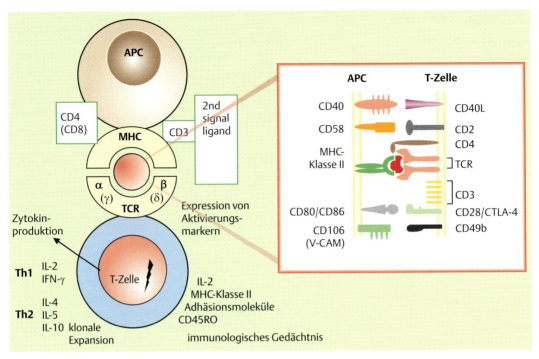

Abb. 1.3 Modell der T-Zell-Aktivierung.

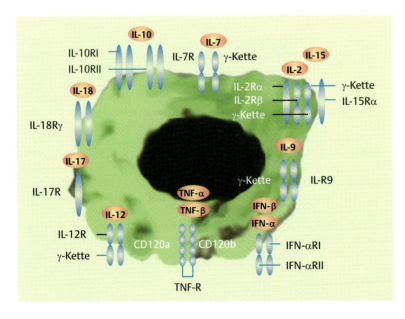

Abb. 1.4 Zytokinrezeptor-Signaling Th1.

Damals gab es im Prinzip *ein* wichtiges Zytokin, das IL-2. Die Abb. 1.4 verdeutlicht, dass nach heutigem Verständnis zahlreiche weitere Zytokine an der T-Zell-Aktivierung beteiligt sind. Bezüglich der RA ist vor allem das IL-15 hervorzuheben, das hier möglicherweise eine entscheidende Rolle spielt.

1.5 Sequenz der Gewebedestruktion

Zwischen der T-Zell-Aktivierung und der klinisch manifesten Autoimmunerkrankung liegt die Gewebedestruktion, deren Beginn und Abfolge noch nicht im Einzelnen geklärt ist. Über die erste Phase, das Priming, mit der klonalen Expansion des autoreaktiven T-Lymphozyten im peripheren lymphatischen Gewebe und dem Anfang der Autoimmunreaktion im Gewebe, ist am wenigsten bekannt. Bei der RA ist noch unklar, ob das Krankheitsbild ursprünglich während der Priming-Phase extraartikulär entsteht oder sich direkt in der Synovialmembran entwickelt, die zu einem peripheren lymphatischen Gewebe umgeformt ist. Die Unklarheit in diesem Punkt beruht auch darauf, dass es naturgemäß sehr schwierig ist, eine ganz frühe, noch im Entstehen befindliche RA zu untersuchen. Eine Synovektomie ist in diesen frühen Fällen nicht möglich, weil die Patienten meist mit einer gewissen Verzögerung zum Arzt gehen und weil eine Synovektomie in diesem Moment auch nicht indiziert ist.

In der Priming-Phase wird das antigene Peptid durch APC präsentiert. Zusätzlich muss eine Ko-Stimulation stattfinden, um Th1-Zellen zu einer klonalen Expansion zu bewegen und in die Migration zu bringen. Wahrscheinlich sind auch Makrophagen, dendritische Zellen und Synovialfibroblasten in der Lage, das antigene Peptid zu präsentieren (Abb. 1.5a). Proliferierte T-Lymphozyten gelangen über die Blutbahn möglicherweise zunächst nur zu einem oder einzelnen Gelenken, wo sie über Adhäsionsmechanismen andocken, weitere T-Lymphozyten wandern zunächst in andere Gewebe aus (Abb. 1.5b). Nach und nach entsteht in der Synovialmembran, wo gewebeständige APC die aktivierten Th1-Lymphozyten binden bzw. rekrutieren, ein regelrechtes „Schlachtfeld". Eintreffende Makrophagen aktivieren das Gewebe zusätzlich. Hinzu kommen B-Lymphozyten, die – möglicherweise durch IL-6 getriggert – Autoantikörper produzieren (Abb. 1.5c).

In der Effektorphase, während die Gewebedestruktion fortschreitet, so z.B. an der Inselzelle beim Typ-1-Diabetes, am zerstörten Knorpel bei der RA oder am Plaque bei der Multiplen Sklerose, laufen zytotoxische und zytokinabhängige Mechanismen ab. Dabei entstehende Sauerstoffradikale, Stickstoffmonoxid (NO) und proteolytische Enzyme sorgen für die anhaltende Zerstörung der betroffenen Gewebe (Abb. 1.5d).

Bei der RA beginnt die Gewebedestruktion histologisch damit, dass sich die Deckzellschicht der Synovialis durch Einwanderung von Makrophagen verbreitert. Darunter kommt es bei vermehrter Vaskularisation zu einer Infiltration durch CD4-positive und CD8-positive T-Zellen. Sowohl die Makrophagen als auch die T-Zellen bilden ihre Zytokine und halten damit die Gewebedestruktion in Gang (Abb. 1.6).

1.6 Krankheitssuszeptibilität

Nicht nur das Antigenangebot bestimmt die Pathogenese der RA, sondern auch die individuelle Empfänglichkeit bzw. Krankheitssuszeptibilität. Wahrscheinlich sind bestimmte Aminosäuren(-sequenzen) auf dem DRB1-Molekül dafür verantwortlich, dass ein arthritogenes Peptid vom Organismus erkannt wird. Schon der Austausch einer einzigen Aminosäure würde bewirken, dass die Krankheitssuszeptibilität nicht mehr vorhanden wäre. Die Empfänglichkeit allein reicht aber nicht zur Entstehung der Erkrankung aus, da Zwillinge mit identischem HLA-System (und damit gleichen DRB1-Molekülen) eine RA nur mit einer Konkordanz von 15% entwickeln. Damit die Erkrankung entsteht, muss (von außen) ein weiterer Faktor hinzukommen.

1.7 Autoantigene bei der rheumatoiden Arthritis

Bei der RA ist es schwierig, *das* Autoantigen zu definieren, das pathogenetisch die Hauptrolle spielt. Anders als im Tierversuch, wo sich eine Autoimmunerkrankung im Idealfall durch ein einziges Molekül auslösen lässt, kommen bei der RA mehrere Autoantigene infrage: Auf humoraler Seite ist zunächst das Immunglobulin G (IgG) zu nennen, das den Rheumafaktoren entspricht, als weitere Autoantigene kommen hier aber auch am Nukleinsäurestoffwechsel beteiligte Proteine (z.B. RA33/hnRNP A2), Heat-shock-Proteine (z.B. p68/BIP), citrullierte Peptide sowie Kollagen Typ II, Calpastatin, Calreticulin und Cathepsin infrage. Auf zellulärer Seite konnten ebenfalls potenzielle autoantigene Proteine definiert werden (Abb. 1.7). Nach den heutigen Vorstellungen wird bei der RA, zumindest im klinisch manifesten Stadium, eine Vielzahl von Autoantigenen wirksam, die erst teilweise definiert werden konnten.

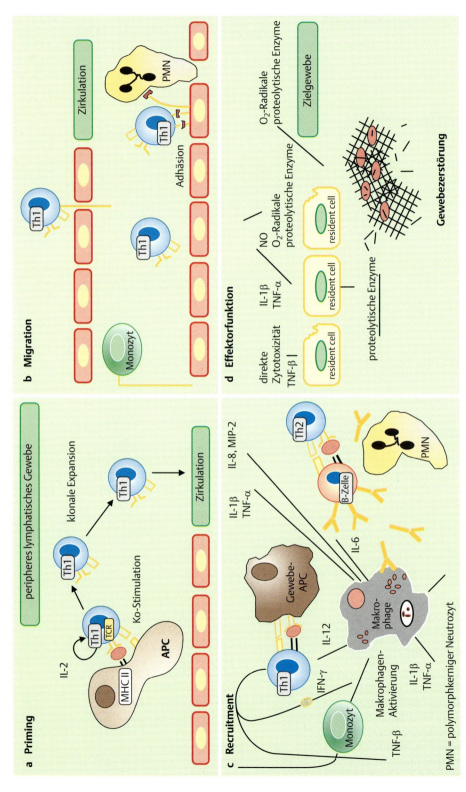

Abb. 1.5 a–d Sequenz der Gewebedestruktion bei Autoimmunerkrankungen. **a** Priming, **b** Migration, **c** Recruitment, **d** Effektorfunktion. PMN = polymorphkerniger Neutrozyt

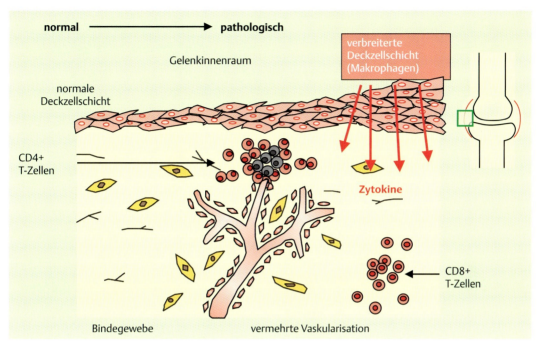

Abb. 1.6 Zelluläre Struktur und histologische Veränderung der Synovialis bei beginnender rheumatoider Arthritis.

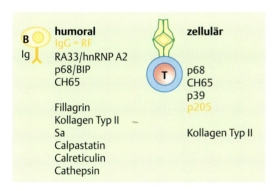

Abb. 1.7 Autoantigene bei der rheumatoiden Arthritis.

1.8 Point of no return

Unter Einwirkung der genannten Faktoren (Gene bzw. Suszeptibilität, Hormone bzw. Geschlechtspräferenz, chronische und möglicherweise auch akute Infektionen) wird bei Autoimmunerkrankungen zu einem bestimmten Zeitpunkt eine Schwelle überschritten, ein point of no return, hinter dem dann eine Autoimmunkrankheit, wie z. B. die RA, permanent bestehen bleibt.

1.9 Wirkung von Ciclosporin

Ciclosporin ist das erste wirkungsspezifische Immuntherapeutikum, das nicht über Zellteilungsmechanismen wirkt. Es entfaltet seine Wirkung insbesondere über die IL-2-Hemmung und unterbricht damit auch nachgeschaltete Zytokinvorgänge. Der Wirkungsmechanismus von Ciclosporin läuft über eine Bindung an Ciclophilin, die zum Calcineurin-Antagonismus führt, wodurch die Expression des IL-2-Gens behindert wird. In der Folge ist die Proliferation aktivierter T-Zellen supprimiert (Abb. 1.8).

1.10 Rolle der Monozyten/Makrophagen

Die der T-Zell-Aktivierung nachgeschalteten Mechanismen der Pathogenese der RA dürfen nicht vernachlässigt werden. Wie es zur Makrophagen-Aktivierung durch T-Zellen kommt, ist noch nicht genau bekannt. Wahrscheinlich ist neben löslichen Faktoren ein direkter Membrankontakt zwischen T-Zellen und Monozyten/Makrophagen involviert. Die Makrophagen bewirken dann über IL-1 und TNF-α die Auflösung von Knorpelzellen

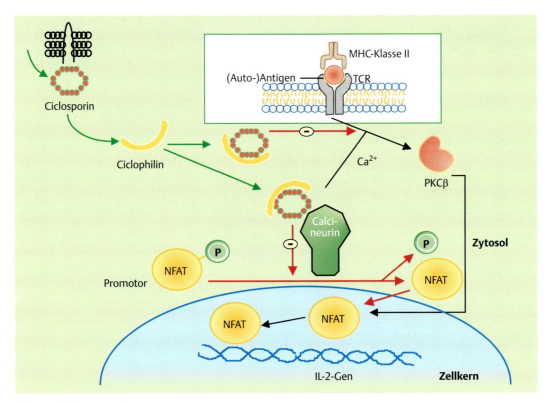

Abb. 1.8 Wirkmechanismus von Ciclosporin.

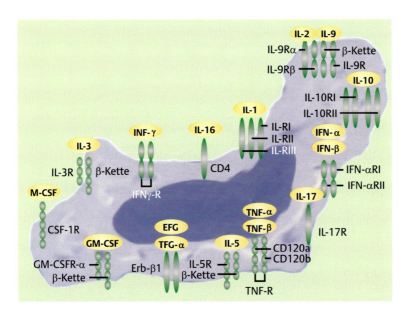

Abb. 1.9 Zytokinrezeptor-Signaling Monozyten/Makrophagen.

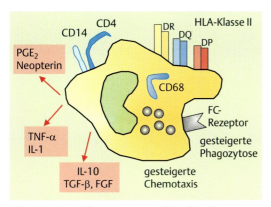

Abb. 1.**10** Der aktivierte synoviale Makrophage.

und Synovialfibroblasten durch Proteasen und damit die Gelenkzerstörung.

Makrophagen haben ein sehr aufwändiges und differenziertes Rezeptor- und Zytokinsystem (Abb. 1.**9**, vereinfacht Abb. 1.**10**). Sie tragen den vollen Besatz an HLA-Klasse-II-Antigenen und auch reichlich CD14 auf ihrer Oberfläche, dessen physiologische Bedeutung hauptsächlich im Rahmen der Verteidigungsfunktion des unspezifischen Immunsystems liegen dürfte. Makrophagen schütten intensiv Zytokine aus, inflammatorische, wie die genannten IL-1 und TNF-α, und zum Teil auch antiinflammatorische wie IL-10, die aber die inflammatorischen nicht ausgleichen können.

■ **Fazit**
Die rheumatische Gelenkentzündung beginnt damit, dass ein oder mehrere unbekannte Antigene (arthritogene Peptide) T-Lymphozyten aktivieren, die sich dann u. a. unter dem Einfluss von IL-2 teilen. Durch lösliche Faktoren, vermutlich aber insbesondere durch Membrankontakt von Zelle zu Zelle, werden Makrophagen aktiviert, die ihrerseits TNF-α, IL-1 und weitere Zytokine freisetzen. In der Folge kommt es zur Aktivierung von Fibroblasten und auch Osteoblasten. Da auch diese Zellen selbst wiederum Zytokine freisetzen, wird ein Teufelskreis unterhalten, in dessen Rahmen über Metalloproteinasen die eigentliche Knorpelzerstörung stattfindet, die auch auf den Knochen übergreift. Außerdem sind noch Rheumafaktoren (von B-Zellen gebildete Immunglobuline) und Immunkomplexe an der Pathogenese der RA beteiligt (Abb. 1.**11**).

Literatur beim Verfasser.

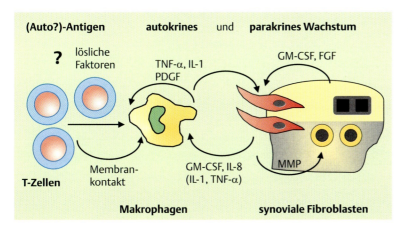

Abb. 1.**11** Pathogenese der rheumatoiden Arthritis.

Teil 2
Immunsuppressive Therapie in der Kinderrheumatologie

Günther Dannecker, Gerd Ganser

Dieser Beitrag zur immunsuppressiven Therapie rheumakranker Kinder ist in drei Teile gegliedert. Im ersten Teil geht es um die Nomenklatur der Arthritiden im Kindesalter. Im zweiten Teil wird die Indikation zur Immunsuppression bei kinderrheumatologischen Erkrankungen vorgestellt und der dritte Teil behandelt die verwendeten Immunsuppressiva unter besonderer Berücksichtigung von Ciclosporin.

1 Nomenklatur der Kinderrheumatologie

Die Nomenklatur der Kinderrheumatologie ist nicht ganz einfach. Momentan konkurrieren drei Nomenklaturen. In diesem Beitrag wird nur die Nomenklatur der ILAR (International League of Associations for Rheumatology) kurz vorgestellt, nach der ein großer Teil der Arthritiden im Kindesalter als juvenile idiopathische Arthritis (JIA) bezeichnet wird. Diese Bezeichnung soll nicht mehr geändert werden, bis die Pathogenese der Erkrankung geklärt ist (Petty et al., 1998; Hofer und Southwood, 2002).

Die **Definition der JIA** ist nicht besonders kompliziert: Es handelt sich um eine Arthritis eines oder mehrerer Gelenke mit Gelenkschwellung und Schmerzen und/oder Bewegungseinschränkung bzw. Überwärmung. Die Symptomatik soll länger als 6 Wochen andauern. Durch dieses Kriterium wird die in der Regel kürzere reaktive Arthritis abgegrenzt. Der Patient soll bei Erstmanifestation noch keine 16 Jahre alt sein und andere Erkrankungen sollen ausgeschlossen sein (Tab. 2.1).

Inzwischen werden bei der JIA sieben **Unterformen** unterschieden (Tab. 2.1). Die häufigste Form ist die Oligoarthritis, die selbst wieder in

Tabelle 2.1 ILAR-Kriterien der juvenilen idiopathischen Arthritis und Unterformen

ILAR-Kriterien der JIA
- Arthritis eines oder mehrerer Gelenke
- Gelenkschwellung und Schmerz und/oder Bewegungseinschränkung bzw. Überwärmung
- > 6 Wochen Dauer
- Alter unter 16 Jahren bei Krankheitsbeginn
- Ausschluss anderer Erkrankungen

Unterformen der JIA
1. Oligoarthritis
   - persistierend = oligoartikulärer Langzeitverlauf
   - extended = polyartikulärer Langzeitverlauf
2. Arthritis mit Enthesitis bzw. enthesitisassoziierte JIA
3. seronegative Polyarthritis
4. seropositive Polyarthritis
5. systemische juvenile Arthritis (Morbus Still)
6. Psoriasis-Arthritis
7. andere Arthritiden
   - keine Kategorie (1.–6.) erfüllt
   - mehrere dieser Kategorien erfüllt

zwei Untergruppen aufgeteilt wird: Entweder bleibt sie im weiteren Verlauf oligoartikulär (Arthritis an höchstens 4 Gelenken) oder geht als so genannte extended Oligoarthritis in eine polyartikuläre Form über. Als zweite Unterform ist die Arthritis mit Enthesitis bzw. enthesitisassoziierte JIA zu nennen; sie entspricht der früheren Spondarthropathie. Die übrigen fünf Formen sind die seronegative und die seropositive Polyarthritis, die systemische juvenile Arthritis (Morbus Still), die Psoriasis-Arthritis und die Kategorie der „anderen Arthritiden" mit allen Patienten, die in keine der übrigen sechs Kategorien oder in mehrere davon passen.

Im Folgenden werden *die* Unterformen der JIA näher charakterisiert, bei denen die immunsuppressive Therapie, u. a. mit Ciclosporin, eine Rolle spielt.

Bei der **Oligoarthritis im Rahmen der JIA** sind in den ersten 6 Monaten der Erkrankung bis zu 4 Gelenke entzündet. Bleibt es im weiteren Verlauf bei maximal 4 erkrankten Gelenken, handelt es sich um eine persistierende Oligoarthritis. Wenn die Erkrankung nach den ersten 6 Monaten auf mehr als 4 Gelenke übergreift, liegt eine „extended" Oligoarthritis vor. Das ist aber erst die halbe Definition, denn zusätzlich sind noch die fünf Ausschlusskriterien A – E zu berücksichtigen (Tab. 2.**2**): Keine Oligoarthritis ist definitionsgemäß anzunehmen, wenn der Patient oder ein Verwandter ersten Grades eine gesicherte Psoriasis hat (A). Auch ein HLA-B27-positiver Junge im Alter über 6 Jahren kann keine Oligoarthritis im Sinne dieser Unterform der JIA haben (B). Schon eine gesicherte HLA-B27-assoziierte Erkrankung bei einem Verwandten ersten Grades schließt diese Unterform aus (C). Weitere Ausschlusskriterien sind die zweimalige Bestimmung von positiven Rheumafaktoren im Abstand von mindestens 3 Monaten (D) und die systemische Arthritis mit Fieber und einem weiteren Kriterium (E).

Bei der **Polyarthritis im Rahmen der JIA** sind in den ersten 6 Monaten schon mindestens 5 Gelenke entzündet. Bei der **seronegativen** Form ist der Rheumafaktor zweimal im Abstand von mindestens 3 Monaten negativ bestimmt worden und es gelten alle Ausschlusskriterien A – E (Tab. 2.**2**). Bei der **seropositiven** Form dagegen ist der Rheumafaktor zweimal im Abstand von mindestens 3 Monaten positiv bestimmt worden, während alle übrigen Ausschlusskriterien (A, B, C und E) gelten. Die seropositive Polyarthritis im Rahmen der JIA entspricht der rheumatoiden Arthritis des Erwachsenen am ehesten.

Bei der **systemischen JIA**, die auch als Morbus Still bezeichnet wird, treten eine Arthritis und Fieber auf, wobei das Fieber in zeitlichem Zusammenhang mit der Arthritis oder ihr vorangehend bestehen kann. Das Fieber sollte an mindestens 3 Tagen intermittierend bis 39 °C und darüber sein. Zusätzlich muss eines der folgenden 4 Kriterien

Tabelle 2.**2** Ausschlusskriterien

A	gesicherte Psoriasis bei Patient oder Verwandtem 1. Grades
B	Arthritis bei HLA-B27-positivem Jungen über 6 Jahren
C	gesicherte HLA-B27-assoziierte Erkrankung bei Verwandtem 1. Grades
D	zweimal positive Rheumafaktoren (im Abstand von mindestens 3 Monaten)
E	systemische Arthritis

erfüllt sein: Das Kind hat einen typischen Ausschlag in Form eines makulopapulösen, lachsfarbenen Exanthems, eine generalisierte Lymphknotenvergrößerung, eine Hepato- oder Splenomegalie oder eine Serositis. Auch hier gelten grundsätzlich alle übrigen Ausschlusskriterien (A – D) (Tab. 2.**2**). Die praktische Relevanz dieser Ausschlusskriterien ist umstritten. In der eigenen diagnostischen Beurteilung würde z. B. ein Kind mit der klassischen Symptomatik eines Morbus Still auch dann noch als systemische JIA klassifiziert, wenn der Vater eine Schuppenflechte hätte. Bei rein schematischem Vorgehen wäre es in diesem Fall bei den „anderen Arthritiden" einzuordnen.

Die **andere Arthritis im Rahmen der JIA** ist ein Auffangbecken zur Klassifizierung aller Patienten, deren JIA entweder die Kriterien keiner anderen Unterform oder mehrerer anderer Unterformen erfüllt. Etwa 5 – 25 % aller Patienten mit JIA werden derzeit in diese Gruppe eingeordnet. Die Hauptabsicht der Nomenklatur der JIA, homogene Gruppen für wissenschaftliche Fragestellungen zu bilden, wird zwar in dieser Gruppe der „anderen Arthritiden" am wenigsten erreicht, aber durch diese Gruppe am meisten befördert. Die Homogenität der Gruppen soll u. a. dazu dienen, die Pathogenese der JIA in Zukunft besser verstehen und heute schon die Therapien gezielter einsetzen zu können.

2 Indikation für die Immunsuppression in der Kinderrheumatologie

2.1 Juvenile idiopathische Arthritis

Die Indikation zur Immunsuppression bei der JIA hängt weitgehend von der Unterform ab. Bei Patienten mit **Oligoarthritis im Rahmen der JIA** –

oft kleine Mädchen, häufig mit Augenbeteiligung – wird zunächst die NSAR-Therapie ausgeschöpft. Auch die Lokaltherapie mit intraartikulären Steroiden zeigt oft ein zufrieden stellendes Ansprechen. In einer neuen Arbeit von Al-Matar et al. (2002) wurden an über 200 Kindern in mehr als 10-jährigem Verlauf die Prognoseparameter analysiert. Danach war bei Patienten mit Oligoarthritis ein ungünstiger Verlauf zu erwarten bei primärem Hand- und Sprunggelenkbefall, symmetrischem Gelenkbefall oder einer länger als 6 Monate bestehenden BSG-Erhöhung. Kinder mit Oligoarthritis gehen nach dieser Studie im Verlauf zu etwa 40 % in die extended Oligoarthritis über und haben nach 10 Jahren in der Regel noch eine aktive Erkrankung und benötigen eine Therapie. Kinder mit den genannten Prognoseparametern sollen frühzeitig eine immunsuppressive Therapie erhalten (Tab. 2.3).

Patienten mit **seronegativer Polyarthritis im Rahmen der JIA** erhalten ebenfalls zunächst NSAR, die aber zur Therapie in den meisten Fällen nicht ausreichen. Intraartikuläre Injektionen sind wegen der Vielzahl der entzündeten Gelenke (manchmal über 40) kaum praktikabel. Deswegen und vor allem wegen des häufig progredienten Verlaufes mit Gelenkfehlstellungen werden diese Patienten frühzeitig immunsuppressiv behandelt (Tab. 2.3).

Die **seropositive Polyarthritis im Rahmen der JIA** verläuft erosiv und schnell destruierend. Daher erhalten die Patienten frühzeitig eine effektive Immunsuppression, auch als Kombinationstherapie inklusive Biologicals (Tab. 2.3).

Die **systemische JIA** ist die einzige Unterform, bei der neben NSAR relativ früh Steroide systemisch eingesetzt werden. Spiegel et al. (2000) haben die folgenden ungünstigen Prognosefaktoren ermittelt: Wenn ein Patient mit systemischer JIA nach 6 Monaten immer noch Fieber hat, weiterhin Steroide benötigt oder eine Thrombozytose aufweist, ist ein schwerer Krankheitsverlauf zu erwarten. Diese Faktoren sind aber für die Praxis wenig relevant, da kaum ein Kinderrheumatologe abwartet, dass ein Kind 6 Monate lang Fieber hat oder Steroide bekommt, bevor er weitere Maßnahmen wie eine Immunsuppression einleitet. Bei Kindern mit systemischer JIA ist das Risiko einer Nierenamyloidose zu beachten. Diese kommt heutzutage unter moderner immunsuppressiver Therapie kaum noch vor, kann aber schwerwiegende Konsequenzen (z.B. massive Proteinurie, Niereninsuffizienz, vorzeitige Letalität) haben. Die Wachstumsstörungen bei anhaltender Steroidtherapie können sehr ausgeprägt sein (z.B. 30 cm Wachstumsrückstand gegenüber gleichaltrigen Kindern). Diese beiden Punkte müssen bei der Indikation für eine rechtzeitige immunsuppressive Therapie mit berücksichtigt werden (Tab. 2.3).

Tabelle 2.3 Immunsuppressive Therapie bei den Subformen der juvenilen idiopathischen Arthritis

Oligoarthritis
- NSAR, Lokaltherapie (intraartikuläre Steroide) ausgeschöpft
- ungünstiger Verlauf zu erwarten (in diesen Fällen frühzeitige Immunsuppression):
  – primärer Hand- und Sprunggelenkbefall
  – symmetrischer Gelenkbefall
  – BSG-Erhöhung länger als 6 Monate
- extended Oligoarthritis bei über 40 % der Patienten

Al-Matar et al., 2002

seronegative Polyarthritis
- Ausschöpfen der NSAR, Lokaltherapie schwierig wegen der Vielzahl der Gelenke
- häufig progredienter Verlauf mit Gelenkfehlstellungen
- daher frühzeitige Immunsuppression

seropositive Polyarthritis
- erosiver und schnell destruierender Verlauf
- frühzeitige und effektive immunsuppressive Therapie
- Kombinationstherapie oft sinnvoll

systemische Arthritis
- Ausschöpfen NSAR plus Steroide
- Progredienzzeichen: anhaltende Aktivität nach 6 Monaten
  – Fieber
  – Steroidbedarf
  – Thrombozytose
- Amyloidoserisiko!
- individuelle Indikation für eine frühzeitige Immunsuppression

Spiegel et al., 2000

2.2 Makrophagen-aktivierendes Syndrom

Das **Makrophagen-aktivierende Syndrom** tritt als Komplikation besonders der systemischen JIA (Morbus Still) auf und wird entweder durch

Tabelle 2.4 Makrophagen-aktivierendes Syndrom

- Komplikation besonders bei systemischer JIA
- Klinik: Fieber, Hepatosplenomegalie, Blutungen, Lungenbeteiligung, Enzephalopathie
- Labor: Fibrinogen↓, Transaminasen, Ferritin, Triglyzeride, LDH (alle)↑, Thrombo- und Leukopenie, Anämie, Knochenmark: Histiophagozytose
- Immunsuppression zwingend (z. B. Ciclosporin)

Stephan et al., 2001

Tabelle 2.5 Uveitis

- Oligoarthritis- oder HLA-B27-assoziiert, ANA häufig positiv
- okuläre Lokaltherapie
- systemische Steroide
- zusätzliche Immunsuppression oft notwendig

Tabelle 2.6 Juvenile Dermatomyositis

- Kriterien
  - proximale Muskelschwäche
  - typische Hautveränderungen
  - erhöhte Muskelenzyme
  - pathologisches EMG
  - pathologische Muskelbiopsie
- Kortikosteroide als Mittel der Wahl
- bei Versagen: Immunglobuline, Methotrexat, Ciclosporin u. a.

eine Infektion oder durch Medikamente ausgelöst. Die betroffenen Kinder sind oft schwer und lebensgefährlich erkrankt; das Makrophagen-aktivierende Syndrom hat eine nicht zu vernachlässigende Mortalität. Der Fibrinogenwert sowie die Leukozyten- und Thrombozytenzahl sind verringert, die Transaminasen, Ferritin und LDH sind massiv erhöht, die Knochenmarksbiopsie zeigt eine Histiophagozytose. Bei dieser Erkrankung ist eine hochdosierte Steroidtherapie und eventuell eine zusätzliche immunsuppressive Therapie ab der Diagnosestellung zwingend (Stephan et al., 2001) (Tab. 2.**4**).

2.3   Uveitis

Eine **Uveitis** tritt vorwiegend im Zusammenhang mit der Oligoarthritis im Rahmen der JIA oder mit HLA-B27 (enthesitisassoziierte JIA) auf. Sie kann diesen Gelenkerkrankungen vorausgehen, antinukleäre Antikörper (ANA) sind häufig nachweisbar. Die okuläre Lokaltherapie reicht bei Uveitis oft nicht aus, häufig sind systemische Steroide erforderlich und viele Kinder bekommen zusätzlich immunsuppressive Medikamente. Die Augenklinik in Tübingen hat eine große Uveitis-Sprechstunde. Viele der dort behandelten Kinder erhalten bereits eine massive Immunsuppression, bevor sie eine Gelenkaktivität aufweisen (Tab. 2.**5**).

2.4   Juvenile Dermatomyositis

Die **juvenile Dermatomyositis** ist gekennzeichnet durch eine proximale Muskelschwäche, typische Hautveränderungen, wie z. B. die Gottronschen Papeln an den Händen, erhöhte Muskelenzyme, ein pathologisches Elektromyogramm (EMG) und eine pathologische Muskelbiopsie.

Als Mittel der Wahl werden Kortikosteroide eingesetzt, bei Versagen dieser Therapie kommen weitere Immunsuppressiva, u. a. auch Ciclosporin (siehe unten), zum Einsatz (Tab. 2.**6**).

3   Immunsuppressiva in der Kinderrheumatologie

3.1   Kortikosteroide

Steroide unterdrücken die Immunantwort relativ massiv. Im Kindes- und Jugendalter ist besonders vor der (dauerhaften) systemischen Gabe zu warnen, weil Steroide das Längenwachstum unterbinden können. Kinderrheumatologen haben daher ein „gespaltenes Verhältnis" zu den Steroiden, die sie systemisch gar nicht einsetzen möchten, die aber bei einer Reihe von Patienten unverzichtbar sind. Auf jeden Fall sind Steroide in der Kinderrheumatologie für schwere und systemische Erkrankungsformen zu reservieren. Sofern sie eingesetzt werden müssen, dann möglichst nur als ein „bridging agent", um besonders schwierige oder bedrohliche Situationen so lange zu überbrücken, bis andere Medikamente zu wirken beginnen.

Im Gegensatz zur systemischen ist die intraartikuläre Therapie mit Kortikosteroiden inzwischen auch bei Kindern sicher etabliert. Werden die Ansprechraten aus verschiedenen Studien mit insgesamt 1800 Punktionen zusammengefasst, ergibt sich eine Ansprechrate von 80 % mit nur sehr wenigen Komplikationen. Eine Gelenkinfektion ist im Kindesalter praktisch nie vorgekommen (Huppertz et al., 1995; Padeh und Passwell, 1998; Breit et al., 2000).

3.2 Methotrexat

Wenn die NSAR-Wirkung nicht ausreicht, wird in den meisten Fällen zunächst der Einsatz von **Methotrexat** geprüft („second line agent of choice"). Es ist relativ sicher wirksam und wird je nach Unterform und Verlauf der JIA oft schon innerhalb von 8–12 Wochen nach der Diagnosestellung eingesetzt. Die Methotrexat-Anwendung bei JIA geht auf die Arbeit von Giannini et al. (1992) zurück, in der Plazebo mit 5 oder 10 mg/m^2 Methotrexat wöchentlich verglichen wurde. Unter 10 mg/m^2 wurde bei 63 % der Patienten eine Verbesserung bezüglich der Anzahl schmerzhafter und bewegungseingeschränkter Gelenke, des Bewegungsschmerzes und der BSG beobachtet. In der Plazebogruppe zeigten 36 % der Patienten eine entsprechende Besserung und unter 5 mg/m^2 Methotrexat 32 %.

In dieser Studie waren Oligoarthritiden und systemische JIA deutlich unterrepräsentiert. Daher publizierten Woo et al. (2000) eine weitere randomisierte, plazebokontrollierte Studie mit ausgewogenerer Patientenzusammenstellung und höherer Methotrexat-Dosierung (15–20 mg/m^2 wöchentlich). In dieser Studie sprach die extended Oligoarthritis deutlich besser auf Methotrexat an als die auch unter anderer Medikation oft therapierefraktäre systemische JIA.

Die Nebenwirkungen von Methotrexat bei Kindern entsprechen nach den bisherigen Ergebnissen denjenigen bei Erwachsenen. Bei Kindern gibt es allerdings bisher keine klare Evidenz für die Entstehung von Malignomen. Auch Kinderärzte sollten in der entsprechenden Altersgruppe darauf hinweisen, dass unter einer Methotrexat-Therapie eine Schwangerschaftsprophylaxe erfolgen und der Patient keinen Alkohol trinken soll. Immer noch ist ungeklärt, unter welchen Bedingungen Methotrexat wieder abgesetzt werden kann.

3.3 Ciclosporin

3.3.1 Juvenile idiopathische Arthritis

Zur Anwendung von Ciclosporin bei der **JIA** gibt es keine kontrollierten Studien. Die erste Kasuistik mit sehr positiver Wirkung bei einem Patienten mit systemischer JIA wurde 1988 von Bjerkhoel et al. veröffentlicht. In einer skandinavischen Nachfolgestudie an 14 Patienten (Ostenson et al., 1988) bestätigte sich dieser Therapieerfolg aber eher nicht. Lediglich 6 Patienten gaben eine leichte subjektive Besserung an und nur bei 3 von 11 Steroidanwendern konnte die Dosis reduziert werden (Tab. 2.7).

Pistoia et al. (1993) behandelten 7 Patienten mit systemischer und 2 mit polyartikulärer JIA über 9–48 Monate mit Ciclosporin in einer Dosis von 5 mg/kg/d. Die Teilnehmer dieser „preliminary study" hatten zuvor schon ohne Erfolg Steroide und/oder eine zytotoxische Therapie erhalten. Alle 6 Patienten, die Fieber hatten, zeigten eine wesentliche Besserung bezüglich des Fiebers. Bei 4 der 9 Patienten konnte die Steroiddosis um über 50 % reduziert werden. Bei den Nebenwirkungen von Ciclosporin ergab sich kein Unterschied zu erwachsenen Patienten (Tab. 2.7).

Reiff et al. (1997) werteten 17 Patienten – 14 mit systemischer, 2 mit polyartikulärer und 1 mit oligoartikulärer JIA –, die 16 Monate lang mit Ciclosporin behandelt worden waren, retrospektiv aus. Mit 3,2 mg/kg/d lag die mittlere Ciclosporin-Dosierung in dieser Arbeit schon deutlich niedriger als in der 4 Jahre früher erschienenen. Auch hier ergab sich bei den meisten Patienten mit Fieber eine wesentliche Besserung. Die Zahl der geschwollenen Gelenke ging bei 12 von 17 Patienten deutlich zurück. Die Steroidtherapie konnte bei 11 von 14 Patienten im Laufe der Ciclosporin-Therapie in der Dosis reduziert oder beendet werden (Tab. 2.7).

Alle 34 Patienten der prospektiven Studie von Gerloni et al. (2001) hatten eine systemische JIA. Ciclosporin wurde durchschnittlich über 1,4 Jahre (maximal über 7,2 Jahre) in einer Dosierung zwischen 3 und 5 mg/kg/d angewendet. Erneut sprach das Fieber gut an und die Steroiddosis konnte maßgeblich reduziert werden. Bezüglich der Arthritis und der Entzündungsparameter war die Wirksamkeit weniger eindeutig (Tab. 2.7).

Tabelle 2.7 Ciclosporin bei juveniler idiopathischer Arthritis

- erster Einzelfallbericht (1): gute Wirksamkeit bei Patient mit systemischer JIA
- offene Studie an 14 Patienten mit refraktärer Arthritis, 9 davon mit systemischer Form (2): 6 mit subjektiver Besserung, bei 3/11 verringerter Prednisonbedarf
- Studie an 9 Patienten, 7 mit systemischer, 2 mit polyartikulärer Form; nach Versagen von Steroiden und/oder zytotoxischer Therapie; 9–48 Monate, 5 mg/kg/d (3)
  - wesentliche Besserung des Fiebers bei allen 6 Patienten mit Fieber
  - bei 4/9 Reduktion der Steroide um > 50 %
  - Nebenwirkungen: Hypertrichose, Alopezie, Hypertension, Tremor (wie bei Erwachsenen)
- retrospektive Studie an 17 Patienten, 14 mit systemischer, 2 mit polyartikulärer und 1 mit oligoartikulärer Form, 16 Monate, mittlere Dosis 3,2 mg/kg/d (4)
  - wesentliche Besserung des Fiebers bei 10/11 Patienten mit Fieber
  - Rückgang der Zahl der geschwollenen Gelenke bei 12/17 Patienten
  - Reduktion des Steroidbedarfs bei 11/14, Absetzen der Steroide bei 5 Patienten
- prospektive Studie an 34 Patienten mit systemischer Form, 1,4 Jahre, 3–5 mg/kg/d (5)
  - gute Wirksamkeit bezüglich Fieber und Steroideinsparung
  - Wirksamkeit bezüglich Arthritis und Laborparametern weniger klar
  - 66 % Abbrüche wegen Ineffektivität und Nebenwirkungen
  - 8/34 Patienten brachen wegen Remissionen ab

(1) Bjerkhoel et al., 1986; (2) Ostenson et al., 1988; (3) Pistoia et al., 1993; (4) Reiff et al., 1997; (5) Gerloni et al., 2001

Fazit: Ciclosporin ist bei der systemischen JIA wirksam bezüglich des Fiebers und der Steroideinsparung sowie möglicherweise auch bezüglich der Entzündungsaktivität. Eine kontrollierte Studie in dieser Indikation könnte sinnvoll sein.

3.3.2 Makrophagen-aktivierendes Syndrom

Beim **Makrophagen-aktivierenden Syndrom** ist Ciclosporin ein wichtiger und interessanter Wirkstoff. Ravelli et al. (1996) veröffentlichten einen Fallbericht von einem Patienten mit systemischer JIA, der diese Komplikation entwickelte, auf Steroide nicht ansprach und unter Ciclosporin eine rasche Besserung erfuhr. Mouy et al. (1996) dokumentierten 5 ähnliche Patienten mit Makrophagen-aktivierendem Syndrom, in 4 Fällen bei systemischer und in 1 Fall bei polyartikulärer JIA, bei denen die Steroidtherapie ebenfalls ineffektiv war und die unter Ciclosporin eine Besserung innerhalb von 24–48 h erlebten. Diese rasche Wirkung spricht nach Ansicht der Autoren dieser Studie dafür, dass T-Zellen eine wesentliche Rolle in der Genese des Makrophagen-aktivierenden Syndroms spielen (Tab. 2.8). Prahalad et al. (2001) zeigten, dass sich bei einem steroidrefraktären Patienten mit Makrophagen-aktivierendem Syndrom auch mit Etanercept eine Entfieberung innerhalb von 24 h erreichen lässt.

Tabelle 2.8 Ciclosporin bei Makrophagen-aktivierendem Syndrom

- Fallbericht über einen Patienten mit systemischer Arthritis, Steroide ineffektiv (1): Ciclosporin rasche Besserung
- Studie an 5 Patienten, 4 mit systemischer und 1 mit polyartikulärer JIA, Steroide ineffektiv (2): Ciclosporin Besserung innerhalb von 24–48 h
- retrospektive Analyse von 24 Patienten (3):
  - Steroide First-line-Remission in 15/21 Episoden
  - Ciclosporin First-line-Remission in 5/5, Second-line-Remission in 7/7 Episoden
  - Ciclosporin könnte Medikament der Wahl sein

(1) Ravelli et al., 1996; (2) Mouy et al., 1996; (3) Stephan et al., 2001

Die Übersichtsarbeit von Stephan et al. (2001), in der 24 Patienten mit Makrophagen-aktivierendem Syndrom retrospektiv analysiert wurden, arbeitete die Rolle von Ciclosporin in dieser Indikation klar heraus: Erhielten die Patienten Steroide als Erstmedikament, kam es in 15 von 21 Episoden zu einer Remission. Mit Ciclosporin als erstem Medikament erreichten 5 von 5 Patienten die Remission und mit Ciclosporin als zweitem Medikament, wenn Steroide versagt hatten, 7 von 7. Die französische Arbeitsgruppe zog in der Diskussion ihres Reviews den Schluss, dass Ciclosporin in dieser Indikation möglicherweise als erstes Medikament vor den Steroiden einzusetzen ist (Tab. 2.**8**).

3.3.3 Juvenile Dermatomyositis

Bei der **juvenilen Dermatomyositis** werden Steroide als Standardtherapie eingesetzt. Daneben werden zahlreiche weitere Immunsuppressiva verwendet. Zur Anwendung von Ciclosporin sind nur Fallberichte und kleinere Studien veröffentlicht. Rider et al. (1997) stellten aus verschiedenen Arbeiten eine Übersicht zu 23 Patienten mit Dermatomyositis zusammen, die mit Ciclosporin behandelt und 12 Monate lang nachbeobachtet worden waren. Bei allen hatte sich die Muskelkraft verbessert und bei allen bis auf einen (96%) konnte die Steroiddosis reduziert werden. Da Kortikosteroide rein empirisch (weil sie geholfen hatten) und nicht durch Studien geprüft als Standardtherapie in dieser Indikation etabliert wurden, erscheint es im Lichte dieser Resultate denkbar, Ciclosporin gegen Steroide bei der Dermatomyositis zu prüfen. Allerdings wäre eine große Zahl von Studienteilnehmern erforderlich, um einen Unterschied statistisch zu begründen. Dem steht die Seltenheit des Krankheitsbildes entgegen.

Die Ergebnisse der Übersichtsarbeit von Rider et al. wurden durch zwei retrospektive Studien (eine mit 6 und eine mit 5 Patienten mit Dermatomyositis) bestätigt (Zeller et al., 1996; Reiff et al., 1997). Bei praktisch allen Patienten war die Muskelkraft verbessert und konnte die Steroiddosis verringert werden (Tab. 2.**9**).

3.4 Leflunomid

Zur Anwendung von **Leflunomid** in der Kinderrheumatologie liegt bisher im Wesentlichen nur ein Abstract zu 27 Patienten mit polyartikulärer JIA vor (Silverman et al., 2001). Neun Patienten brachen die Therapie ab, vier wegen mangelnder Wirkung. Eine Besserung um 30% nach dem Giannini-Score boten nach 4 Wochen 9, nach 8 Wochen 10 und nach 12 Wochen 14 der in der Studie verbliebenen 18 Patienten. Damit liegt die Ansprechrate offenbar in derselben Größenordnung wie bei Methotrexat, allerdings gilt diese Interpretation angesichts der kleinen Fallzahlen nur mit großer Vorsicht. Nach den eigenen Erfahrungen gibt es neben den Patienten, die sehr gut auf Leflunomid ansprechen, auch solche, die kaum eine Wirkung zeigen, sowie Patienten mit starken unerwünschten Wirkungen (u.a. Kopfschmerzen, Durchfall, Bauchschmerzen, Infekte der oberen Atemwege).

3.5 Azathioprin

Azathioprin wird, abgesehen von einzelnen Zentren, in der Kinderrheumatologie nicht breit eingesetzt. Die Arbeit von Kvien et al. (1986) zeigte eine nicht sehr ausgeprägte Besserung bei JIA im Dosisbereich von 3 mg/kg/d. Eine neuere Arbeit aus China (Lin et al., 2000) mit 1–6 mg/kg/d Azathioprin ergab bei etwa 60% der Patienten (15/24) eine Besserung. Die Steroiddosis konnte bei 7 von 24 Patienten um über 50% reduziert werden. Unter 6 mg/kg/d traten – erwartungsgemäß – eine Panzytopenie und Infektionen auf. Vor Therapiebeginn soll die Thiopurinmethyltransferase bestimmt werden.

3.6 Biologicals

Etanercept ist auch bei Kindern gut wirksam. In einer zunächst als Open-label- und dann als Doppelblindstudie durchgeführten Untersuchung an 69 Patienten mit JIA sprachen 51 (74%) auf die Etanercept-Behandlung an (Lovell et al., 2000). Auch die Kombination von Etanercept mit Me-

Tabelle 2.9 Ciclosporin bei Dermatomyositis

- Übersicht aus verschiedenen Arbeiten an 23 Patienten, Follow-up 12 Monate (1):
  - Muskelkraft bei 100% verbessert
  - Steroidbedarf bei 96% vermindert
  - „outcome encouraging"
- zwei retrospektive Untersuchungen an 6 bzw. 5 Patienten (2, 3): Ergebnis wie oben

(1) Rider et al., 1997; (2) Zeller et al., 1996; (3) Reiff et al., 1997

thotrexat ist bei JIA sehr effektiv. In einer kleinen Studie von Schmeling et al. (2001) sprachen alle 6 pädiatrischen Patienten mit Polyarthritis auf diese Therapie an, ein gleichzeitig untersuchter Patient mit systemischer JIA aber nicht. Die systemische Form der JIA scheint schlechter als die Oligo- oder Polyarthritiden auf Etanercept anzusprechen.

Zu **Infliximab** gibt es noch keine reinen Kinderstudien. In einer Untersuchung an 20 Frauen und Kindern im Alter von 8–32 Jahren mit refraktären Arthritiden (verschiedene Unterformen) sprachen alle Patienten gut auf die Infliximab-Therapie an. Bei 8 Patienten blieb die Wirkung auch nach 12 Monaten noch erhalten (Gerloni et al., 2001). Ähnliche Resultate ergab auch ein Vergleich zwischen Infliximab und Etanercept an insgesamt 24 Patienten mit polyartikulärer JIA. Unter beiden Medikamenten betrug die ACR-Paediatric-75-Ansprechrate nach 12 Monaten 67%. Allerdings traten in der Infliximab-Gruppe 5 Therapieabbrüche auf wegen Nebenwirkungen oder ausbleibendem Therapieerfolg, in der Etanercept-Gruppe dagegen nur einer wegen Non-Compliance (Lahdenne et al., 2003).

Zur neuen Hoffnung **Anakinra** stellten Reiff et al. auf dem 66. ACR-Meeting 2002 eine Multizenterstudie an 60 Patienten mit juveniler idiopathischer Polyarthritis vor. Sie erhielten 1 mg/kg/d Anakinra subkutan über 12 Wochen. 30 von 44 Patienten, welche die Studie beendeten, zeigten eine klinische Verbesserung nach den untersuchten Kriterien. 16 Patienten beendeten die Studie allerdings vorzeitig. 65% der Anwender von Anakinra zeigten Reaktionen an der Injektionsstelle.

Literatur

Al-Matar MJ, Petty RE, Tucker LB, Malleson PN, Schroeder ML, Cabral DA. The early pattern of joint involvement predicts disease progression in children with oligoarticular (pauciarticular) juvenile rheumatoid arthritis. Arthritis Rheum 2002; 46: 2708–2715

Bjerkhoel F, Forre O. Cyclosporin treatment of a patient with severe systemic juvenile rheumatoid arthritis. Scand J Rheumatol 1988; 17: 483–486

Breit W, Frosch M, Meyer U, Heinecke A, Ganser G. A subgroup-specific evaluation of the efficacy of intraarticular triamcinolone hexacetonide in juvenile chronic arthritis. J Rheumatol 2000; 27: 2696–2702

Gerloni V, Cimaz R, Gattinara M, Arnoldi C, Pontikaki I, Fantini F. Efficacy and safety profile of cyclosporin A in the treatment of juvenile chronic (idiopathic) arthritis. Results of a 10-year prospective study. Rheumatology (Oxford) 2001; 40: 907–913

Giannini EH, Brewer EJ, Kuzmina N, Shaikov A, Maximov A, Vorontsov I, Fink CW, Newman AJ, Cassidy JT, Zemel LS. Methotrexate in resistant juvenile rheumatoid arthritis. Results of the U.S.A.-U.S.S.R. double-blind, placebo-controlled trial. The Pediatric Rheumatology Collaborative Study Group and The Cooperative Children's Study Group. N Engl J Med 1992; 326: 1043–1049

Hofer M, Southwood TR. Classification of childhood arthritis. Best Pract Res Clin Rheumatol 2002; 16: 379–396

Huppertz HI, Tschammler A, Horwitz AE, Schwab KO. Intraarticular corticosteroids for chronic arthritis in children: efficacy and effects on cartilage and growth. J Pediatr 1995; 127: 317–321

Kvien TK, Hoyeraal HM, Sandstad B. Azathioprine versus placebo in patients with juvenile rheumatoid arthritis: a single center double blind comparative study. J Rheumatol 1986; 13: 118–123

Lahdenne P, Vahasalo P, Honkanen V. Infliximab or etanercept in the treatment of children with refractory juvenile idiopathic arthritis: an open label study. Ann Rheum Dis 2003; 62: 245–247

Lin YT, Yang YH, Tsai MJ, Chiang BL. Long-term effects of azathioprine therapy for juvenile rheumatoid arthritis. J Formos Med Assoc 2000; 99: 330–335

Lovell DJ, Giannini EH, Reiff A, Cawkwell GD, Silverman ED, Nocton JJ, Stein LD, Gedalia A, Ilowite NT, Wallace CA, Whitmore J, Finck BK. Etanercept in children with polyarticular juvenile rheumatoid arthritis. Pediatric Rheumatology Collaborative Study Group. N Engl J Med 2000; 342: 763–769

Mouy R, Stephan JL, Pillet P, Haddad E, Hubert P, Prieur AM. Efficacy of cyclosporine A in the treatment of macrophage activation syndrome in juvenile arthritis: report of five cases. J Pediatr 1996; 129: 750–754

Ostensen M, Hoyeraal HM, Kass E. Tolerance of cyclosporine A in children with refractory juvenile rheumatoid arthritis. J Rheumatol 1988; 15: 1536–1538

Padeh S, Passwell JH. Intraarticular corticosteroid injection in the management of children with chronic arthritis. Arthritis Rheum 1998; 41: 1210–1214

Petty RE, Southwood TR, Baum J, Bhettay E, Glass DN, Manners P, Maldonado-Cocco J, Suarez-Almazor M, Orozco-Alcala J, Prieur AM. Revision of the proposed classification criteria for juvenile idiopathic arthritis: Durban, 1997. J Rheumatol 1998; 25: 1991–1994

Pistoia V, Buoncompagni A, Scribanis R, Fasce L, Alpigiani G, Cordone G, Ferrarini M, Borrone C, Cottafava F. Cyclosporin A in the treatment of juvenile chronic arthritis and childhood polymyositis-dermatomyositis. Results of a preliminary study. Clin Exp Rheumatol 1993; 11: 203–208

Prahalad S, Bove KE, Dickens D, Lovell DJ, Grom AA. Etanercept in the treatment of macrophage activation syndrome. J Rheumatol 2001; 28: 2120–2124

Ravelli A, De Benedetti F, Viola S, Martini A. Macrophage activation syndrome in systemic juvenile rheumatoid arthritis successfully treated with cyclosporine. J Pediatr 1996; 128: 275–278

Reiff A, Rawlings DJ, Shaham B, Franke E, Richardson L, Szer IS, Bernstein BH. Preliminary evidence for cyclosporin A as an alternative in the treatment of recalcitrant juvenile rheumatoid arthritis and juvenile dermatomyositis. J Rheumatol 1997; 24: 2436–2443

Reiff A, Porras O, Rudge S, Punaro M, Allen R, Ilowite N, Martin AL, Lovell D, Kazazi F, Sun G, Newmark R. Preliminary data from a study of Kineret in children with juvenile rheumatoid arthritis. Arthritis Rheum 2002; 46: S314

Rider LG, Miller FW. Classification and treatment of the juvenile idiopathic inflammatory myopathies. Rheum Dis Clin North Am 1997; 23: 619–655

Schmeling H, Mathony K, John V, Keysser G, Burdach S, Horneff G. A combination of etanercept and methotrexate for the treatment of refractory juvenile idiopathic arthritis: a pilot study. Ann Rheum Dis 2001; 60: 410–412

Silverman E, Spiegel L, Hawkins D, Petty R, Goldsmith D, Schanberg L, Duffy C, Howard P, Desai K, Strand V. An initial evaluation of the efficacy and safety of leflunomide in children with polyarticular course juvenile rheumatoid arthritis (JRA). Arthritis Rheum 2001; 44: S272

Spiegel LR, Schneider R, Lang BA, Birdi N, Silverman ED, Laxer RM, Stephens D, Feldman BM. Early predictors of poor functional outcome in systemic-onset juvenile rheumatoid arthritis: a multicenter cohort study. Arthritis Rheum 2000; 43: 2402–2409

Stephan JL, Kone-Paut I, Galambrun C, Mouy R, Bader-Meunier B, Prieur AM. Reactive haemophagocytic syndrome in children with inflammatory disorders. A retrospective study of 24 patients. Rheumatology (Oxford) 2001; 40: 1285–1292

Woo P, Southwood TR, Prieur AM, Dore CJ, Grainger J, David J, Ryder C, Hasson N, Hall A, Lemelle I. Randomized, placebo-controlled, crossover trial of low-dose oral methotrexate in children with extended oligoarticular or systemic arthritis. Arthritis Rheum 2000; 43: 1849–1857

Zeller V, Cohen P, Prieur AM, Guillevin L. Cyclosporin a therapy in refractory juvenile dermatomyositis. Experience and longterm followup of 6 cases. J Rheumatol 1996; 23: 1424–1427

Teil 3
Lupus erythematodes

Karin E. Manger

1 Mortalitätsrisiko und Prognosefaktoren

Die Überlebensraten von Patienten mit systemischem Lupus erythematodes (SLE) haben sich parallel zu den Fortschritten in der Therapie der Erkrankung verbessert. In der Erlanger Kohorte der SLE-Patienten werden heute 5-Jahres-Überlebensraten von annähernd 97% erreicht. Nach 10 Jahren leben noch etwa 90% der Erlanger SLE-Patienten und nach 20 Jahren (geschätzte) 70%. Die große Mehrzahl nicht nur der Erlanger SLE-Patienten hat heute eine sehr gute Prognose quoad vitam (Abb. 3.1).

Dennoch lässt sich ein Subset von SLE-Patienten mit schlechter Überlebensprognose identifizieren. Vor allem dieser Subset bewirkt, dass SLE-Patienten im Vergleich zu einer standardisierten deutschen Kontrollgruppe insgesamt ein erhöhtes Mortalitätsrisiko haben. In der Erlanger Kohorte ergibt sich beim 5-Jahres-Überleben eine Mortalitätsratio von 2,4 und beim 10-Jahres-Überleben von 2,7 zu Ungunsten der SLE-Patienten.

Da Lupusschübe wirksam behandelt werden können, sterben SLE-Patienten heute ganz überwiegend nicht mehr an ihrem Lupus. Nach einer Auswertung von 35 Todesfällen in der Erlanger Kohorte sind kardiovaskuläre Ereignisse auch bei Patienten mit SLE die Haupttodesursache, gefolgt von Infektionen und Malignomen (Manger et al., 2002) (Tab. 3.1).

Sowohl aus dieser Liste der Todesursachen als auch aus vielen weiteren Befunden ergibt sich die große Bedeutung der akzelerierten Atherosklerose für das Schicksal von Patienten mit SLE. Nach der Analyse der Todesfälle in der Erlanger Kohorte tragen drei Organbeteiligungen des SLE maßgeblich zum insgesamt erhöhten Mortalitätsrisiko bei (Tab. 3.2): Der erste wichtige Risikofaktor ist die Herzbeteiligung, vor allem in Form der Perikarditis. Die Inzidenz der Herzbeteiligung im ersten Jahr nach der SLE-Diagnose liegt im Gesamtkollektiv bei 7,4%, in der Subgruppe der verstorbenen Patienten aber bei 28%. Wahrscheinlich hat die akzelerierte Atherosklerose bei Patienten mit (früher) Herzbeteiligung eine verstärkte Bedeutung.

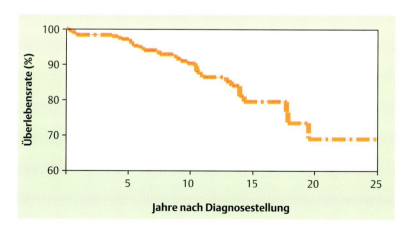

Abb. 3.1 Überlebensrate bei 338 SLE-Patienten in der Erlanger Kohorte.

Tabelle 3.1   Todesursachen bei 35 Erlanger Patienten mit SLE

Todesursache	gesamt (%)	männlich	weiblich
kardiovaskulär	11 (31,4)	4	7
Infektion	10 (28,6)	2	8
Malignom	3 (8,6)	2	1
zerebrale Blutung	2 (5,7)	0	2
respiratorische Insuffizienz	1 (2,8)	1	0
sonstige	3 (8,5)	1	2
unbekannt	5 (14,3)	1	4
gesamt	35 (100)	11	24

Tabelle 3.2   Prognostische Auswirkungen der Organbeteiligungen

	Inzidenz im ersten Jahr	
	alle Patienten	Subgruppe der verstorbenen Patienten
Herzbeteiligung (Perikarditis)	7,4%	28%
ZNS-Beteiligung (ZNS-Vaskulitis)	9,8%	17,6%
Nierenbeteiligung (Lupusnephritis)	22,8%	44,1%

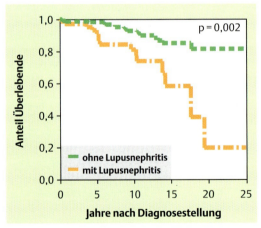

Abb. 3.2   Risikofaktor Lupusnephritis – Auswirkung auf das Überleben (Kaplan-Meier-Analyse).

Der möglicherweise bedeutendste Prognosefaktor für das Überleben ist die Nierenbeteiligung in Form der Lupusnephritis. Die Inzidenz im ersten Jahr nach der SLE-Diagnose lag in der Erlanger Gesamtkohorte bei 22,8% und in der Subgruppe der verstorbenen Patienten mit 44,1% deutlich höher. Die Kaplan-Meier-Analyse (Abb. 3.2) zeigt, dass von den Patienten, die bei der SLE-Diagnose bereits eine Nephritis aufwiesen, nach 20 Jahren nur noch 20% lebten, während die Patienten ohne anfängliche Nephritis nach 20 Jahren noch zu 80% am Leben waren.

2   Therapie der schweren Organbeteiligungen

Da die Organbeteiligungen an Herz, ZNS und Nieren das Schicksal des Patienten mit SLE offenbar bestimmen, steht ihr therapeutisches Management im Vordergrund. Seit geraumer Zeit ist Cyclophosphamid der Therapiestandard bei florider Lupusnephritis und anderen lebensbedrohlichen Organkomplikationen des SLE, die nicht auf Kortikosteroide oder Azathioprin ansprechen. Die erforderliche Cyclophosphamid-Dosis wurde in

Auch die ZNS-Beteiligung in Form der Vaskulitis kann als Risikofaktor quoad vitam gelten. In der Gesamtkohorte lag die Inzidenz im ersten Jahr bei 9,8%, unter den verstorbenen Patienten jedoch bei 17,6%.

2 Therapie der schweren Organbeteiligungen

Tabelle 3.3 Cyclophosphamid-Pulstherapie bei SLE mit schweren Organbeteiligungen

Indikationen
- floride Lupusnephritis
- lebensbedrohliche Organkomplikationen ohne Ansprechen auf Kortikosteroide oder Azathioprin

Dosierung, Dauer, Anwendungsform
- monatlich 500–1000 mg/m² Körperoberfläche bis zur Remission oder bis zu 6 Monaten (1, 2)
- anschließend ≤ 18 Monate in 3-monatlichen Abständen in der genannten Dosierung

(1) Austin et al., 1986; (2) McCune et al., 1988

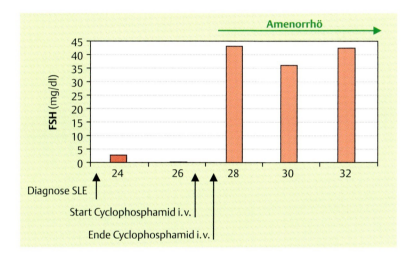

Abb. 3.3 FSH-Spiegel einer SLE-Patientin.

zwei randomisierten Studien aus den 1980er Jahren ermittelt (Austin et al., 1986; McCune et al., 1988): Die Patienten erhalten monatlich 500–1000 mg/m² Körperoberfläche Cyclophosphamid bis zur Remission oder bis zu maximal 6 Monaten. Anschließend werden sie längstens 18 Monate in 3-monatlichen Abständen in dieser Dosierung behandelt (Tab. 3.3).

2.1 Nebenwirkungen der Cyclophosphamid-Therapie

Das mediane Alter der Patienten bei der SLE-Erstdiagnose in der Erlanger Kohorte aus derzeit 338 SLE-Patienten ist 34 Jahre. Es handelt sich demnach oft um junge Patienten mit Kinderwunsch. Die Cyclophosphamid-Therapie dieser jungen Patienten ist sehr problematisch, wie die folgende Fallbeschreibung verdeutlicht: Bei einer 23-jährigen Frau wird im Rahmen eines Aborts die Diagnose eines SLE gestellt. Als 26-Jährige erleidet sie einen Nierenschub, der mit Cyclophosphamid in der genannten Dosierung behandelt wird. Infolge dieser Therapie entwickelt sie eine Amenorrhö. In der Abb. 3.3 sind die FSH-Werte dieser Patientin aufgetragen. Bei FSH-Werten über 15 mg/dl liegt eine hypergonadotrope Ovarialinsuffizienz vor.

Die Amenorrhö ist eine relativ häufige Folge der Cyclophosphamid-Induktionstherapie einer Lupusnephritis oder anderer schwerer Organkomplikationen. Im Erlanger Gesamtkollektiv haben 13,4 % der Patientinnen mit SLE das Problem einer vorzeitigen Amenorrhö bzw. Menopause. Von den betroffenen Patientinnen haben 78,3 % eine Cyclophosphamid-Therapie erhalten, die bei etwa einem Drittel aller SLE-Patienten im Krankheitsverlauf notwendig wird.

Cyclophosphamid bewirkt eine irreversible Gonadenschädigung. Im Erlanger Kollektiv wurden bei 63 Frauen unter 40 Jahren, die mit Cyclophosphamid behandelt wurden, die FSH-Werte bestimmt, und zwar vor, unter und nach dieser Therapie. Etwa die Hälfte der Patientinnen ent-

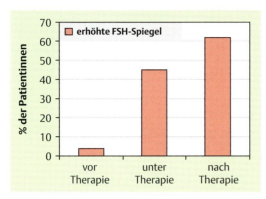

Abb. 3.**4** Anteil der Patientinnen mit hypergonadotroper Ovarialinsuffizienz unter bzw. nach Cyclophosphamid-Therapie.

wickelt schon während der Cyclophosphamid-Therapie eine hypergonadotrope Ovarialinsuffizienz, nach der Therapie sind es über 60% (Abb. 3.**4**). Dabei bestätigte sich der aus der onkologischen Anwendung von Cyclophosphamid bereits bekannte Zusammenhang, dass die Entwicklung einer Ovarialinsuffizienz mit dem Patientenalter korreliert; Frauen unter 30 Jahren haben eine etwas höhere Chance, noch nicht unmittelbar amenorrhoisch zu werden, während Frauen über 30–35 Jahren unter einer Cyclophosphamid-Therapie meist amenorrhoisch werden.

Die irreversible Gonadenschädigung durch die Cyclophosphamid-Therapie und die dadurch bedingte vorgezogene Menopause induzieren eine akzelerierte Atherosklerose und eine verfrüht einsetzende Osteoporose. Trotz seiner therapeutischen Effizienz bei den schweren Organbeteiligungen des SLE verschlechtert Cyclophosphamid die Prognose der Patienten aufgrund seiner Nebenwirkungen wieder. Allerdings gibt es derzeit keine therapeutische Alternative.

Neue Befunde aus der Erlanger Kohorte unterstreichen die große Bedeutung der Atherosklerose beim SLE: Von den Patienten im medianen Ersterkrankungsalter von 34 Jahren hatten bereits 6% einen Myokardinfarkt und 17% eine symptomatische Angina pectoris. Der Anteil der Patienten mit asymptomatischer koronarer Herzerkrankung wurde mithilfe der Elektronenstrahl-Tomographie ermittelt, einer hochselektiven Methode zur Detektion von Koronarkalk. 75 SLE-Patienten unter 50 Jahren ohne KHK-Anamnese wurden untersucht und bei 28% wurde tatsächlich Kalk in den Koronarien gefunden (Manger et al., 2003).

Zu diesen Nebenwirkungen der SLE-Therapie, die u. a. auch durch Cyclophosphamid verursacht werden, kommen nach 10 Jahren Krankheitsdauer u. a. noch eine Malignomrate von 12% und eine Kataraktrate von 22% hinzu. Bedenkt man, dass es sich dann um Patienten mit einem medianen Alter von etwa 45 Jahren handelt, sind diese Nebenwirkungsraten doch beträchtlich. Außerdem entwickeln in diesem Zeitraum 12% der SLE-Patienten eine Osteoporose mit Frakturen, 9% zerebrovaskuläre Ereignisse und 5% Osteonekrose. Bei einem Teil der sekundären Erkrankungen (Katarakt, Osteoporose, Osteonekrose) spielt auch die Steroidanwendung eine Rolle.

2.2 Randomisierte Studien zur Therapie der Lupusnephritis 1998–2003

Aufgrund der Komplexität und Seltenheit der Erkrankung liegen aus den letzten 5 Jahren nur wenige randomisierte Studien zur Therapie von Patienten mit Lupusnephritis vor. In der Studie von Wallace et al. (1998) an 18 Patienten wurden die Therapieresultate mit Plasmapherese plus i.v. Cyclophosphamid plus Kortikosteroide versus i.v. Cyclophosphamid plus Kortikosteroide verglichen. In beiden Therapiearmen waren die Ergebnisse nicht signifikant verschieden.

Boletis et al. (1999) veröffentlichten eine Studie an 14 Patienten mit Lupusnephritis, in der i.v. Immunglobuline mit i.v. Cyclophosphamid verglichen wurden. Dabei ergab sich – erstaunlicherweise – kein signifikanter Unterschied.

In der Studie von Chan et al. (2000) erhielten 42 Patienten mit Lupusnephritis entweder Mycophenolatmofetil (MMF) plus Kortikosteroide oder Cyclophosphamid plus Kortikosteroide. Auch hier wurde ein statistisch nicht unterschiedliches Therapieergebnis beobachtet, wobei die Patienten mit MMF weniger Nebenwirkungen aufwiesen. Diese Studie offenbart allerdings deutliche Mängel (siehe dazu Beitrag von B. Manger, S. 90).

Houssiau et al. (2001) untersuchten insgesamt 90 Patienten mit Lupusnephritis, die entweder eine i.v. Cyclophosphamid-Kurzzeittherapie (3 g kumulativ) oder eine entsprechende Langzeittherapie erhielten: auch hier wieder kein signifikanter Unterschied im Behandlungsergebnis. Dieser ELMT (European Lupus Nephritis Trial) zeigt erstmals in vorläufigen Ergebnissen, dass ein Teil der Patienten mit Lupusnephritis mit geringen kumulativen Cyclophosphamid-Dosen in Remission gebracht werden kann.

In der Arbeit von Illei et al. (2001) wurden 82 Patienten mit Lupusnephritis in drei Gruppen behandelt: Die erste erhielt i.v. Cyclophosphamid, die zweite i.v. Cyclophosphamid plus Methylprednisolon und die dritte nur Methylprednisolon – bei eindeutigem Vorteil für die Kombinationsgruppe.

Insgesamt ist die Datenlage der neueren randomisierten Studien bei Lupusnephritis recht „mager". Der fehlende statistische Unterschied in den Studien mit geringer Patientenzahl lässt keine weitgehenden Schlüsse zu.

> **Lupusnephritis mit und ohne nephrotisches Syndrom**
>
> Ist es möglich, aus den zahlreichen Studien zu Ciclosporin und Lupusnephritis diejenigen Patienten herauszufiltern, die ein nephrotisches Syndrom oder eine membranöse Glomerulonephritis haben, die ja mit einem nephrotischen Syndrom einhergeht, und mit den nicht nephrotischen Verläufen von Lupusnephritiden zu vergleichen? Die Erfahrungen zeigen, dass sich bei Patienten mit nephrotischem Syndrom unter Ciclosporin oft sogar bessere Therapieergebnisse einstellen als bei Patienten ohne. Entsprechende Therapieversager unter Cyclophosphamid werden im eigenen Vorgehen schon nach dreimaliger Cyclophosphamid-Gabe auf Ciclosporin umgestellt, wobei gute Erfolge sichtbar werden. Es wäre daher vielleicht einmal nützlich, sich auf die nephrotischen Verläufe aus den bisherigen Studien zu fokussieren (Märker-Hermann).

3 Immunsuppressive Therapie in der Schwangerschaft

Wegen des relativ jungen Alters der Patientinnen mit SLE ist die Schwangerschaftstoxizität der verwendeten immunsuppressiven Therapie von Bedeutung (Tab. 3.**4**). Cyclophosphamid ist mutagen und teratogen und damit in Schwangerschaft und Stillzeit absolut kontraindiziert. Das Gleiche gilt für Methotrexat und Thalidomid. Schwangerschaftstoxisch ist auch Leflunomid, das wegen seiner extrem langen Halbwertszeit bei unsicherer Verhütung oder Kinderwunsch absolut kontraindiziert ist. Tacrolimus, MMF und Dapson werden in der Schwangerschaft ebenfalls nicht empfohlen, Dapson insbesondere nicht in den ersten 4 Schwangerschaftsmonaten und in der Stillzeit.

Die Schwangerschaftstoxizität einiger Immunsuppressiva ist fraglich: Für Ciclosporin und Azathioprin liegen zahlreiche positive Schwangerschaftserfahrungen aus der Transplantationsmedizin vor. Unter Ciclosporin wurde keine erhöhte Missbildungsrate gefunden. Intrauterine Wachstumsretardierungen kamen bei beiden Medikamenten vor, wurden aber möglicherweise durch die Grunderkrankungen induziert. Für Ciclosporin bei SLE bzw. Lupusnephritis sind vier positiv verlaufene Schwangerschaften dokumentiert (u. a. Hussein et al., 1993; Maeshima et al., 1999). Die angewendeten Ciclosporin-Dosen lagen zwischen 2 und 6 mg/kg/d. In einem der vier Fälle wurde ein vermindertes Geburtsgewicht bzw. eine Frühgeburt beschrieben, wobei die Schwangerschaft und Geburt ebenfalls positiv verliefen. Ciclosporin soll nicht in der Stillzeit angewendet werden.

Chloroquin weist ebenfalls kein hohes Schwangerschaftsrisiko auf. Sulfasalazin ist zur Therapie in Schwangerschaft und Stillzeit zugelassen.

4 Ciclosporin bei systemischem Lupus erythematodes

Zur Anwendung von Ciclosporin bei SLE wurden in den letzten 22 Jahren zahlreiche Pilotstudien sowie Fallbeschreibungen mit günstigem Ausgang publiziert. Insgesamt wird in diesen Arbeiten die Behandlung von 236 Erwachsenen mit SLE beschrieben, die Ciclosporin-Dosierungen zwischen 1 und 10 mg/kg/d erhielten. Die 10 mg/kg/d, die 1981 in der ersten Studie von Isenberg et al. eingesetzt wurden, können als „Ausreißer" nach oben gelten. In allen anderen Studien wurde maximal bis 6 mg/kg/d dosiert. Bei 204 dieser erwachsenen Patienten wurde ein positiver Effekt der Medikation beschrieben.

Außerdem publizierten Fu et al. (1998) eine Studie an 40 Kindern mit juvenilem SLE, in der Ciclosporin in einer Dosis von 5 mg/kg/d mit Cyclophosphamid 2 mg/kg/d plus Prednisolon über 1 Jahr verglichen wurde. Beim Therapieeffekt ergab sich kein signifikanter Unterschied zwischen beiden Gruppen. Im Gegensatz zur Kombinationsgruppe traten unter Ciclosporin aber keine Wachstumshemmungen auf.

Tabelle 3.4 Schwangerschaftstoxizität der immunsuppressiven Therapie

sicher toxisch	wahrscheinlich toxisch	fraglich toxisch
Cyclophosphamid mutagen, teratogen nicht in der Stillzeit	**Leflunomid** im Tierversuch teratogen, Konzeption nach 2 Jahren, nach Auswaschen nach 3 Monaten nicht in der Stillzeit	**Azathioprin** intrauterine Wachstumsretar- dierung, im Tierversuch mutagen, nicht in der Stillzeit?
D-Penicillamin teratogen (Cutis laxa) nicht in der Stillzeit	**Tacrolimus** im Tierversuch teratogen, embryotoxisch nicht in der Stillzeit	**Ciclosporin** intrauterine Wachstums- retardierung nicht in der Stillzeit
Methotrexat mutagen, abortiv nicht in der Stillzeit	**MMF** im Tierversuch teratogen, embryotoxisch nicht in der Stillzeit	**Chloroquin** selten Innenohrschwerhörigkeit nicht in der Stillzeit
Thalidomid mutagen, teratogen nicht in der Stillzeit	**Dapson** nicht in den ersten 4 Schwangerschaftsmonaten nicht in der Stillzeit	**Sulfasalazin** nicht mutagen in der Stillzeit anwendbar

Die in Tab. 3.5 zusammengefassten Studien mit Ciclosporin bei SLE aus den letzten 22 Jahren gingen im Schnitt über ein Jahr. In den meisten Studien wurde Ciclosporin zur Akuttherapie der Lupusnephritis eingesetzt. Ein wichtiger Beobachtungsparameter neben dem direkten Therapieerfolg war die Auswirkung der Therapie auf die benötigte Steroiddosis bzw. der steroidsparende Effekt. In einzelnen Studien wurden spezielle SLE-Komplikationen, wie z.B. Thrombopenie oder aplastische Anämie, mit Ciclosporin behandelt.

Im Folgenden werden die Studien in chronologisch absteigender Reihenfolge kurz charakterisiert: In den drei neuesten Arbeiten (Bambauer et al., 2000; Pandeva et al., 2000; Saito et al., 2001) wurde Ciclosporin in Dosierungen zwischen 1 und 5 mg/kg/d zur Akuttherapie der Lupusnephritis eingesetzt. Ein positives Therapieergebnis verzeichneten 4 der 7 Patienten von Pandeva et al. und der von Saito et al. dokumentierte Patient. Der Beitrag von Ciclosporin in der Studie von Bambauer et al. an 28 Patienten ist schwierig zu interpretieren, da Ciclosporin hier zusammen mit therapeutischem Plasmaaustausch eingesetzt wurde, während die Patienten zusätzlich verschiedene andere Immunsuppressiva wie Cyclophosphamid, Methotrexat oder Azathioprin anwenden konnten. Immerhin ist festzustellen, dass die Patienten ihre übrige Immunsuppression durch den Einsatz von Ciclosporin reduzieren konnten, also z.B. weniger Cyclophosphamid benötigten (Tab. 3.5).

Die von Duarte-Salazar et al. (2000) publizierte Kasuistik zeigte, dass Ciclosporin nicht nur bei der Lupusnephritis, sondern auch bei anderen Komplikationen des SLE mit Erfolg eingesetzt werden kann. Der Patient mit aplastischer Anämie bei SLE erhielt 3,5 mg/kg/d Ciclosporin. Die Abb. 3.5 stellt den Erkrankungsverlauf dar: Bei einem Hämoglobinwert von 4 g/dl erhielt der Patient Bluttransfusionen, eine Steroid-Stoßtherapie und eine hochdosierte mehrmonatige Steroidtherapie, was aber nicht zu einer entscheidenden Verbesserung der Hämoglobinwerte führte. Etwa 3 Wochen nach dem Beginn der Ciclosporin-Gabe (200 mg/d) kam es dann zu einem deutlichen Anstieg der Retikulozyten-Zahl und einem dauerhaften Wiederanstieg der Hämoglobinwerte (4 Jahre Follow-up) (Abb. 3.5).

Mit 56 Patienten ist die Studie von Conti et al. (2000) die größte Untersuchung zur Anwendung von Ciclosporin (3–5 mg/kg/d) bei SLE. 47 Teilnehmer zeigten ein positives Therapieergebnis. Es folgen drei weitere kleine Studien (Mitrovic et al., 1998; Tam et al., 1998; Hallegua et al., 2000) mit überwiegend günstigen Therapieergebnissen. In der Studie von Tam et al. zeigten 12 von 17 Patienten mit Lupusnephritis ein positives klinisches Ergebnis unter 2,5–5 mg/kg/d Ciclosporin, während die mittlere Steroiddosis reduziert werden konnte (Tab. 3.5).

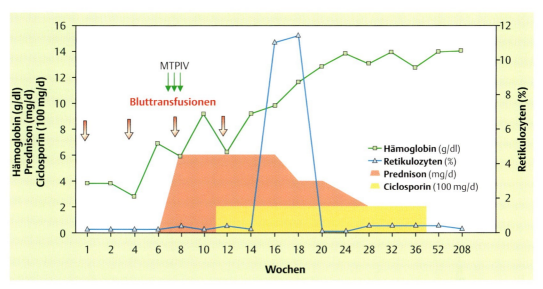

Abb. 3.**5**   Ansprechen einer aplastischen Anämie bei SLE auf Ciclosporin (Duarte-Salazar et al., 2000).

Sugiyama et al. (1998) berichteten über das gute Ansprechen von 2 Patienten mit Thrombopenie bei SLE auf eine Behandlung mit nur 1 mg/kg/d Ciclosporin. Eine Reihe weiterer Studien zur Akuttherapie der Lupusnephritis und des SLE (Manger et al., 1996; Caccavo et al., 1997; Garcia Gasalla et al., 1997; Tang et al., 1997; Dostal et al., 1998) hatte überwiegend sehr positive Ergebnisse. In der Studie von Manger et al. profitierten 12 von 16 Patienten mit Lupusnephritis bzw. SLE von der Therapie mit 3–5 mg/kg/d Ciclosporin. Auch hier wurde ein steroidsparender Effekt beobachtet (Tab. 3.**5**).

Die Kasuistik von Schulman et al. (1996) und die Studie von Tokuda et al. (1994) demonstrierten das gute Ansprechen der erworbenen Hämophilie, einer weiteren SLE-Komplikation, auf Ciclosporin (1 bzw. 3 mg/kg/d). Bemerkenswert an der Kasuistik von Schulman et al. ist die sehr niedrige Ciclosporin-Dosierung, während bei Tokuda et al. die beträchtliche Anzahl von 11 Patienten mit dieser seltenen Komplikation hervorzuheben ist (Tab. 3.**5**).

Mit vier weiteren Studien zur Akuttherapie der Lupusnephritis sowie zu gemischten Indikationen im Rahmen des SLE (Isenberg et al., 1981; Feutren et al., 1987; Hussein et al., 1993; Radhakrishnan et al., 1994) wird der Ausgangspunkt der wissenschaftlich dokumentierten Ciclosporin-Anwendung bei SLE erreicht. Auch diese frühen Studien zeigten bereits gute klinische Ergebnisse. In der Arbeit von Radhakrishnan mit 4–6 mg/kg/d Ciclosporin wurde allerdings nach 1 Jahr Therapie in 5 von 10 Nierenbiopsien eine Zunahme des Chronizitätsindexes beobachtet (Tab. 3.**5**).

Ciclosporin ist in der Lage, die SLE-Aktivität zu supprimieren, so dass die Schubfrequenz sinkt. In vielen Studien fallen unter Ciclosporin auch die DNA-Antikörper ab. Ciclosporin ist sowohl bei Lupusnephritis als auch bei Zytopenien wirksam. Insbesondere membranöse Glomerulonephritiden sprechen sehr gut auf Ciclosporin an.

Fazit

Beim SLE werden Therapiealternativen zu Cyclophosphamid benötigt. Auch wenn in bestimmten Fällen keine Alternative verfügbar ist, muss dennoch aus den genannten Toxizitätsgründen versucht werden, die kumulative Cyclophosphamid-Dosis so gering wie möglich zu halten. Dazu kann Ciclosporin beitragen. Darüber hinaus ist auch der steroidsparende Effekt der Ciclosporin-Therapie oder ähnlicher immunsuppressiver Therapien wünschenswert. Im Rahmen des SLE ist Ciclosporin insbesondere bei Lupusnephritis und Zytopenien von Interesse. Randomisierte, kontrollierte Studien in dieser Indikation erscheinen sinnvoll.

Tabelle 3.5 Studien zur Ciclosporin-Therapie bei systemischem Lupus erythematodes (alle Akuttherapie) 1981–2001 (LN = Lupusnephritis; + = positives Therapieergebnis)

Autor, Jahr	SLE/LN	Ciclosporin-Dosis (mg/kg/d)	Pat.-Zahl	Ergebnisse
Saito et al., 2001	LN	3	1	+
Pandeva et al., 2000	LN	5–2,5	7	ca. 60% +
Bambauer et al., 2000	LN	1–5 (plus therapeutischer Plasmaaustausch und verschiedene Immunsuppressiva)	28	+ (max. 10 Jahre Dauer; 5 sterben, 3 an Infektion)
Duarte-Salazar et al., 2000	SLE/aplastische Anämie	3,5	1	+, steroidsparend
Conti et al., 2000	SLE	3–5	56	+ 47/56
Hallegua et al., 2000	LN	2–6	10	+
Mitrovic et al., 1998	SLE	3–5	2	+
Tam et al., 1998	LN	5–2,5	17	+ 12/17, steroidsparend
Fu et al., 1998	LN III/IV	Ciclosporin 5 mg/kg/d vs. Cyclophosphamid 2 mg/kg/d + Prednisolon	40 Kinder	= keine Wachstumshemmung bei Ciclosporin
Sugiyama et al., 1998	SLE/Thrombopenie	1	2	+
Dostal et al., 1998	SLE, LN	6	11	+
Tang et al., 1997	LN	6–2	16	+
Garcia Gasalla et al., 1997	LN	5	3	+
Caccavo et al., 1997	SLE	5	30	+, steroidsparend
Manger et al., 1996	SLE, LN	3–5	16	+ 12/16, steroidsparend
Schulman et al., 1996	SLE/erworbene Hämophilie	1	1	+
Tokuda et al., 1994	SLE/erworbene Hämophilie	3	11	+
Radhakrishnan et al., 1994	LN	4–6	10	+ (bei 5/10 Nierenbiopsien steigt Chronizitätsindex)
Hussein et al., 1993	SLE, LN	3–5	5	+
Feutren et al., 1987	SLE	3–5	13	+ 8/13
Isenberg et al., 1981	SLE	10	5	–

Literatur

Austin HA 3rd, Klippel JH, Balow JE, le Riche NG, Steinberg AD, Plotz PH, Decker JL. Therapy of lupus nephritis. Controlled trial of prednisone and cytotoxic drugs. N Engl J Med 1986; 314: 614–619

Bambauer R, Schwarze U, Schiel R. Cyclosporin A and therapeutic plasma exchange in the treatment of severe systemic lupus erythematosus. Artif Organs 2000; 24: 852–856

Boletis JN, Ioannidis JP, Boki KA, Moutsopoulos HM. Intravenous immunoglobulin compared with cyclophosphamide for proliferative lupus nephritis. Lancet 1999; 354: 569–570

Caccavo D, Lagana B, Mitterhofer AP, Ferri GM, Afeltra A, Amoroso A, Bonomo L. Long-term treatment of systemic lupus erythematosus with cyclosporin A. Arthritis Rheum 1997; 40: 27–35

Chan TM, Li FK, Tang CS, Wong RW, Fang GX, Ji YL, Lau CS, Wong AK, Tong MK, Chan KW, Lai KN. Efficacy of mycophenolate mofetil in patients with diffuse proliferative lupus nephritis. Hong Kong-Guangzhou Nephrology Study Group. N Engl J Med 2000; 343: 1156–1162

Conti F, Priori R, Alessandri C, Spinelli FR, Medda E, Valesini G. Safety profile and causes of withdrawal due to adverse events in systemic lupus erythematosus patients treated long-term with cyclosporine A. Lupus 2000; 9: 676–680

Dostal C, Tesar V, Rychlik I, Zabka J, Vencovsky J, Bartunkova J, Stejskalova A, Tegzova D. Effect of 1 year cyclosporine A treatment on the activity and renal involvement of systemic lupus erythematosus: a pilot study. Lupus 1998; 7: 29–36

Duarte-Salazar C, Cazarin-Barrientos J, Goycochea-Robles MV, Collazo-Jaloma J, Burgos-Vargas R. Successful treatment of pure red cell aplasia associated with systemic lupus erythematosus with cyclosporin A. Rheumatology (Oxford) 2000; 39: 1155–1157

Feutren G, Querin S, Noel LH, Chatenoud L, Beaurain G, Tron F, Lesavre P, Bach JF. Effects of cyclosporine in severe systemic lupus erythematosus. J Pediatr 1987; 111: 1063–1068

Fu LW, Yang LY, Chen WP, Lin CY. Clinical efficacy of cyclosporin a neoral in the treatment of paediatric lupus nephritis with heavy proteinuria. Br J Rheumatol 1998; 37: 217–221

Garcia Gasalla M, Yebra Bango M, Vargas Nunez JA, Lopez Garcia E, Villarreal Garcia-Lomas M, Durantez Martinez A. [Lupus nephropathy treated with cyclosporine A. Report of 3 cases]. Rev Clin Esp 1997; 197: 760–763

Hallegua D, Wallace DJ, Metzger AL, Rinaldi RZ, Klinenberg JR. Cyclosporine for lupus membranous nephritis: experience with ten patients and review of the literature. Lupus 2000; 9: 241–251

Houssiau FA, Vasconcelos C, D'Cruz D, Sebastiani GD, Garrido Ed Ede R, Danieli MG, Abramovicz D, Blockmans D, Mathieu A, Direskeneli H, Galeazzi M, Gul A, Levy Y, Petera P, Popovic R, Petrovic R, Sinico RA, Cattaneo R, Font J, Depresseux G, Cosyns JP, Cervera R. Immunosuppressive therapy in lupus nephritis: the Euro-Lupus Nephritis Trial, a randomized trial of low-dose versus high-dose intravenous cyclophosphamide. Arthritis Rheum 2002; 46: 2121–2131

Hussein MM, Mooij JM, Roujouleh H. Cyclosporine in the treatment of lupus nephritis including two patients treated during pregnancy. Clin Nephrol 1993; 40: 160–163

Illei GG, Austin HA, Crane M, Collins L, Gourley MF, Yarboro CH, Vaughan EM, Kuroiwa T, Danning CL, Steinberg AD, Klippel JH, Balow JE, Boumpas DT. Combination therapy with pulse cyclophosphamide plus pulse methylprednisolone improves long-term renal outcome without adding toxicity in patients with lupus nephritis. Ann Intern Med 2001; 135: 248–257

Isenberg DA, Snaith ML, Morrow WJ, Al-Khader AA, Cohen SL, Fisher C, Mowbray J. Cyclosporin A for the treatment of systemic lupus erythematosus. Int J Immunopharmacol 1981; 3: 163–169

Maeshima E, Yamada Y, Kodama N, Mune M, Yukawa S. Successful pregnancy and delivery in a case of systemic lupus erythematosus treated with immunoadsorption therapy and cyclosporin A. Scand J Rheumatol 1999; 28: 54–57

Manger K, Kalden JR, Manger B. Cyclosporin A in the treatment of systemic lupus erythematosus: results of an open clinical study. Br J Rheumatol 1996; 35: 669–675

Manger K, Kusus M, Foster C, Ropers D, Daniel WG, Kalden JR, Achenbach S, Manger B. Factors associated with coronary artery calcification in young female SLE patients. Ann Rheum Dis 2003; 62: 846–850

Manger K, Manger B, Repp R, Geisselbrecht M, Geiger A, Pfahlberg A, Kalden JR. Definition of risk factors for death, end stage renal disease, and thromboembolic events in a monocentric cohort of 338 SLE patients. Ann Rheum Dis 2002; 61: 1065–1070

McCune WJ, Golbus J, Zeldes W, Bohlke P, Dunne R, Fox DA. Clinical and immunologic effects of monthly administration of intravenous cyclophosphamide in severe systemic lupus erythematosus. N Engl J Med 1988; 318: 1423–1431

Mitrovic D, Popovic M, Glisic B, Pavlica L, Dimitrijevic M. Cyclosporine in the treatment of autoimmune disorders: a 10-year experience. Transplant Proc 1998; 30: 4134

Pandeva SM, Tzekov VD, Kumchev EP, Tilkian EE, Nikolov DG, Tzvetkova ZT, Manev EI, Anavi BL, Dimitrakov DJ. Cyclosporin A in the treatment of patients with nephrotic syndrome. Folia Med (Plovdiv) 2000; 42: 38–41

Pirner K, Rösler W, Kalden JR, Manger B. Langzeitremission nach i.v. Immunglobulintherapie bei erworbener Hemmkörperhämophilie im Rahmen eines systemischen Lupus erythematodes. Z Rheumatol 1990; 49: 378–381

Pirner K, Rubbert A, Burmester GR, Kalden JR, Manger B. Intravenös verabreichte Immunglobuline beim systemischen Lupus erythematodes: Literaturübersicht und erste klinische Erfahrungen. Infusionsther Transfusionsmed 1993; 20 (Suppl 1): 131–136

Radhakrishnan J, Kunis CL, D'Agati V, Appel GB. Cyclosporine treatment of lupus membranous nephropathy. Clin Nephrol 1994; 42: 147–154

Saito K, Fujii K, Awazu Y, Nakayamada S, Fujii Y, Ota T, Tanaka Y. A case of systemic lupus erythematosus complicated with multicentric reticulohistiocytosis (MRH): successful treatment of MRH and lupus nephritis with cyclosporin A. Lupus 2001; 10: 129–132

Schulman S, Langevitz P, Livneh A, Mortinowitz U, Seligsohn U, Varon D. Cyclosporine therapy for acquired factor VIII inhibitor in a patient with systemic lupus erythematosus. Thromb Haemost 1996; 76: 344–346

Sugiyama M, Ogasawara H, Kaneko H, Hishikawa T, Sekigawa I, Iida N, Hashimoto H, Hirose S. Effect of extremely low dose cyclosporine treatment on the thrombocytopenia in systemic lupus erythematosus. Lupus 1998; 7: 53–56

Tam LS, Li EK, Leung CB, Wong KC, Lai FM, Wang A, Szeto CC, Lui SF. Long-term treatment of lupus nephritis with cyclosporin A. QJM 1998; 91: 573–580

Tang Z, Zhang J, Zhang S, Li L. Effects of cyclosporine A on serum and urinary soluble interleukin-2 receptor in patients with lupus nephritis. Chin Med J (Engl) 1997; 110: 686–689

Tokuda M, Kurata N, Mizoguchi A, Inoh M, Seto K, Kinashi M, Takahara J. Effect of low-dose cyclosporin A on systemic lupus erythematosus disease activity. Arthritis Rheum 1994; 37: 551–558

Wallace DJ, Goldfinger D, Pepkowitz SH, Fichman M, Metzger AL, Schroeder JO, Euler HH. Randomized controlled trial of pulse/synchronization cyclophosphamide/apheresis for proliferative lupus nephritis. J Clin Apheresis 1998; 13: 163–166

Teil 4
Vaskulitiden

Christof Iking-Konert, Matthias Schneider

1 Einteilung der Vaskulitiden

Primäre Vaskulitiden werden unter klinischem Aspekt nach der Chapel-Hill-Klassifikation (Jennette et al., 1994) eingeteilt. Dabei werden neben Typ und Größe der befallenen Gefäßstrukturen (Abb. 4.1) auch pathogenetische Mechanismen und das klinische Erscheinungsbild berücksichtigt (Tab. 4.1). Außerdem gibt es vom American College of Rheumatology (ACR) entwickelte Klassifikationskriterien für die sieben wichtigsten Vaskulitissyndrome (Panarteriitis nodosa, Churg-Strauss-Syndrom, Wegener-Granulomatose, Hypersensitivitätsvaskulitis, Schönlein-Henoch-Purpura, Riesenzellarteriitis, Takayasu-Arteriitis).

Diese ACR-Kriterien eignen sich jedoch weniger für die klinische Diagnostik im Einzelfall (Hunder et al., 1990).

Die meisten Studiendaten zur Ciclosporin-Therapie der Vaskulitiden, um die es in diesem Beitrag schwerpunktmäßig geht, betreffen die primären ANCA-assoziierten Vaskulitiden der kleinen Arterien und Arteriolen (z.B. Wegener-Granulomatose, Churg-Strauss-Syndrom). Aber auch zur Ciclosporin-Therapie von Großgefäßerkrankungen, wie z.B. der Takayasu-Arteriitis, liegen einzelne Berichte vor. Am Ende dieses Beitrags wird die Ciclosporin-Therapie eines speziellen Vaskulitissyndroms, des Morbus Behçet, kurz vorgestellt.

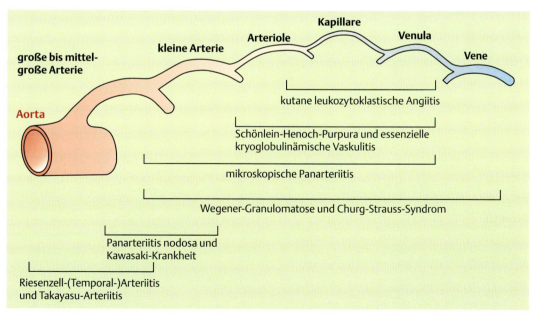

Abb. 4.1 Primäre Vaskulitiden nach der Größe der befallenen Gefäßstrukturen (nach Miehle et al., 2000).

Tabelle 4.1 Vaskulitis-Klassifikation nach der Chapel-Hill-Konsensus-Konferenz (Jennette et al., 1994)

Vaskulitis großer Gefäße*

- **Riesenzellarteriitis (Arteriitis temporalis)**
  - granulomatöse Arteriitis der Aorta und ihrer Hauptäste, vor allem der extrakraniellen Äste der A. carotis
  - A. temporalis häufig betroffen
  - Patienten üblicherweise > 50 Jahre alt
  - oft assoziiert mit Polymyalgia rheumatica
- **Takayasu-Arteriitis**
  - granulomatöse Entzündung der Aorta und ihrer Hauptäste
  - Patienten üblicherweise < 50 Jahre alt

Vaskulitis mittelgroßer Gefäße*

- **Panarteriitis nodosa**
  - nekrotisierende Entzündung der mittelgroßen und kleinen Arterien ohne Glomerulonephritis und ohne Vaskulitis der Arteriolen, Kapillaren und Venolen
- **Kawasaki-Krankheit**
  - Arteriitis der großen, mittelgroßen und kleinen Arterien
  - oft assoziiert mit mukokutanem Lymphknotensyndrom
  - Koronararterien häufig, Aorta und Venen zum Teil betroffen
  - üblicherweise im Kindesalter

Vaskulitis kleiner Gefäße*

- **Wegener-Granulomatose** (starke Assoziation mit ANCA, meist PR3-ANCA)
  - granulomatöse Entzündung des Respirationstrakts und nekrotisierende Vaskulitis kleiner bis mittelgroßer Gefäße (z.B. Kapillaren, Venolen, Arteriolen und Arterien)
  - meist nekrotisierende Glomerulonephritis
  - so genannte pauci-immune Vaskulitis (Fehlen von Immunkomplexen)
- **Churg-Strauss-Syndrom** (starke Assoziation mit ANCA)
  - eosinophilenreiche und granulomatöse Erkrankung des Respirationstrakts und nekrotisierende Vaskulitis der kleinen bis mittelgroßen Gefäße
  - meist mit Asthma und Bluteosinophilie assoziiert
- **mikroskopische Polyangiitis** (Assoziation mit ANCA, meist MPO-ANCA)
  - nekrotisierende Vaskulitis kleiner Gefäße (z.B. Kapillaren, Venolen, Arteriolen) mit kleinen bzw. fehlenden Immundepots („pauci-immun")
  - zum Teil nekrotisierende Arteriitis der kleinen und mittelgroßen Arterien
  - meist nekrotisierende Glomerulonephritis
  - häufig pulmonale Kapillaritis

Tabelle 4.1 *Fortsetzung*

- **Schönlein-Henoch-Purpura**
  - Vaskulitis der kleinen Gefäße (Kapillaren, Venolen, Arteriolen)
  - überwiegend IgA enthaltende Immundepots, granulozytäre Infiltrate
  - Organbefall charakteristischerweise Haut, Magen-Darm-Trakt, Glomerula
  - Arthralgien und Arthritis
  - Alter meist < 20 Jahre
- **kutane leukozytoklastische Vaskulitis**
  - isolierte leukozytoklastische Angiitis der Haut
  - keine systemische Vaskulitis oder Glomerulonephritis
- **essenzielle kryoglobulinämische Vaskulitis**
  - Vaskulitis der kleinen Gefäße (Kapillaren, Venolen, Arteriolen) mit Kryoglobulin in situ und zirkulierend im Serum
  - Haut und Glomerula häufig betroffen

* *große Gefäße bzw. Arterien* = Aorta und die größten Äste, die zu den Hauptkörperregionen führen (z.B. zu Extremitäten oder Kopf);
mittelgroße Gefäße bzw. Arterien = Hauptarterien der viszeralen Organe (z.B. Niere, Leber, Koronararterien, Mesenterialarterien);
kleine Gefäße = Venolen, Kapillaren, Arteriolen und intraparenchymatöse distale Arterien, die zu den Arteriolen führen

Sekundäre Vaskulitiden entstehen als Folge bzw. Komplikation einer Grunderkrankung, z.B. bei Malignomen, Infektionen, Kollagenosen, als Medikamentenwirkung oder durch radioaktive Strahlung. Bei sekundären Vaskulitiden spielt Ciclosporin keine Rolle.

2 Staging der Vaskulitiden

Notwendige Grundlage jeder Therapieform ist das Staging der Vaskulitiden (Tab. 4.2). Dabei geht es zunächst um die Ausdehnung der Erkrankung. Bei einer limitierten Vaskulitis ist meist eine andere Therapie erforderlich als bei einer Multisystemerkrankung (extended disease); dies konnte am Beispiel der Wegener-Granulomatose klar demonstriert werden. Bei adäquater Therapie kann das Stadium der limitierten Erkrankung oft lange Zeit erhalten bleiben, bevor die Vaskulitis möglicherweise in eine systemische Form übergeht.

Der zweite wichtige Punkt im Rahmen des Stagings ist die Beurteilung der Aktivität. Im Falle

Tabelle 4.2 Staging der Vaskulitiden

- Ausdehnung
  - limitierte Form
  - Multisystemerkrankung (extended disease)
- Aktivität
  - klinisch, serologisch
- Chronizität
  - irreversible Organschäden durch Krankheit oder Therapie

der extended disease ist auch zu differenzieren, welche Organmanifestationen in welchem Ausmaß aktiv sind. Dazu sind klinische und serologische Parameter geeignet.

Zuletzt geht es um die Beurteilung des bereits eingetretenen irreversiblen Schadens durch die Vaskulitis und ihre Therapie. Dieses Staging-Kriterium, das auch als Chronizität bezeichnet wird, ist bezüglich der Therapie in mehrerer Hinsicht von Bedeutung: Zum einen soll die Therapie den irreversiblen Schaden verhindern, zum anderen gilt es aber auch zu vermeiden, dass ein therapeutisch nicht mehr beeinflussbarer irreversibler Schaden weiter unnötig behandelt wird. Dies ist allerdings im konkreten Fall oft nur schwer zu bewerkstelligen, da sich die Krankheitsaktivität oft kaum von der Chronizität differenzieren lässt (Tab. 4.2).

3 Therapieformen

Als Standardtherapie der systemischen Verlaufsform primärer Vaskulitiden gilt die Kombination aus Prednison und Cyclophosphamid, wie sie im Fauci-Protokoll (siehe Kasten) definiert wurde. Prospektiv kontrollierte, randomisierte Studien, wie sie heute zur Etablierung einer Therapieform gefordert werden, gibt es zu diesem Protokoll nicht, inzwischen liegen allerdings große Erfahrungen mit dieser Therapieform vor. Hauptargument für die Einführung dieser Kombination war der Befund, dass die Lebenserwartung der Vaskulitispatienten mit Nierenbeteiligung unter alleiniger Kortikosteroid-Therapie drastisch reduziert war und dass durch Hinzunahme von Cyclophosphamid diesbezüglich ein entscheidender Fortschritt realisierbar war.

Das Fauci-Protokoll ist vielfach modifiziert worden. Im Prinzip aber gilt die im Kasten angeführte Form mit 1 mg/kg/d Prednison über 2–4 Wochen, das nach der dann normalerweise eingetretenen Remission über 2 Monate reduziert wird, in Kombination mit 2 mg/kg/d Cyclophosphamid oral, das bis 1 Jahr nach der Remission beibehalten und dann um 25 mg/d alle 2–3 Monate reduziert wird.

> **Fauci-Protokoll**
>
> Prednison
>   - 1 mg/kg/d über 2–4 Wochen
>   - Reduktion über 2 Monate
>
> Cyclophosphamid
>   - 2 mg/kg/d bis 1 Jahr nach Remission
>   - Reduktion um 25 mg/d alle 2–3 Monate

Nach diesem Protokoll werden die Patienten mit einer relativ hohen kumulativen Cyclophosphamid-Dosis belastet. In der Langzeitfolge, das zeigen auch die Daten von Fauci selbst, sind relativ viele der damit behandelten Patienten an Malignomen verstorben oder haben z. B. vermehrt Blasenprobleme von hämorrhagischen Zystitiden bis hin zu Blasenkarzinomen entwickelt. Dennoch kann das Fauci-Protokoll auch heute im Prinzip noch als Standardprotokoll zur Therapie der systemischen Verlaufsform einer primären Vaskulitis gelten.

Davon ausgehend hat es allerdings zahlreiche Bestrebungen gegeben, die Therapie der systemischen Vaskulitiden zu optimieren und die Langzeitproblematik des Fauci-Protokolls möglichst zu vermeiden. So wurde z. B. der Einsatz der Cyclophosphamid-Bolustherapie untersucht und gezeigt, dass die Remissionsinduktion damit fast ebenso zuverlässig gelingt wie mit der oralen Cyclophosphamid-Dauertherapie. Als Hauptvorteil der Bolustherapie ergab sich, dass sie weniger Neutropenien und damit weniger Infektionen verursacht. Einschränkend ist jedoch zu vermerken, dass sich die Bolustherapie bei verschiedenen Organmanifestationen als unterschiedlich effektiv erwies; während Patienten mit rapid progressiver Glomerulonephritis gut ansprachen, zeigten Patienten mit Kopfklinik nur eine geringe Ansprechrate. Auch zeigten die Patienten mit einer Bolusbehandlung eine gering erhöhte Rezidivrate gegenüber der oral behandelten Gruppe.

Danach wurde in europaweiten Studien geprüft, ob sich Cyclophosphamid schon früher, nach 6 Monaten oder einem Jahr, aus dem Fauci-Protokoll eliminieren lässt, wenn es durch Methotrexat oder Azathioprin ersetzt wird. Dabei ergab sich, dass Azathioprin in der Remissionserhaltung im Prinzip ähnlich effektiv wie Cyclophosphamid ist. Somit erschien es möglich, die orale Cyclophosphamid-Medikation deutlich früher zu reduzieren als im Fauci-Protokoll vorgesehen. Vor diesem Hintergrund ist zu fragen, ob Ciclosporin bei der Remissionserhaltung primärer systemischer Vaskulitiden – und eventuell sogar bei der Remissionsinduktion – eine ähnliche Funktion wie Azathioprin erfüllen kann.

4 Ciclosporin bei primären Vaskulitiden

Eine Rationale für die Ciclosporin-Anwendung bei primären Vaskulitiden könnte die Tatsache sein, dass Veränderungen von T-Zellen und Abweichungen im IL-2-System auch bei Vaskulitiden eine pathophysiologische Rolle spielen. Die Erhöhung der Konzentration der löslichen IL-2-Rezeptoren (sIL-2R) als Ausdruck peripher aktivierter T-Zellen (Schmitt et al., 1992) wird beispielsweise als Surrogatmarker für die Aktivität von Vaskulitiden benutzt.

Erste Einzelfallberichte zur Anwendung von Ciclosporin bei primären ANCA-assoziierten Vaskulitiden wurden seit 1985 publiziert, darunter zwei Berichte zu Patienten u. a. mit Nierenbeteiligung (Kruit et al., 1985; Borleffs et al., 1987; Gremmel et al., 1988) und einer zu einem Patienten mit Lungenbeteiligung (Harley et al., 1990). Diese Einzelfallberichte deuteten auf eine mögliche gute Response hin.

4.1 Patienten ohne Nierentransplantation

Schollmeyer et al. veröffentlichten 1993 eine Übersichtsarbeit, in der Berichte aus der Literatur zu 13 Patienten mit primärer cANCA-assoziierter Vaskulitis ohne Nierentransplantation zusammenfassend analysiert wurden. Bei diesen Patienten war die Therapie entweder wegen Cyclophosphamid-Komplikationen wie Leukopenie und Hämaturie oder wegen eines Rezidivs unter Cyclophosphamid-Therapie auf Ciclosporin umgestellt worden. Die Patienten hatten bei unterschiedlich langer Nachbeobachtungszeit ein variables Muster an Begleitmedikation: 9 Prednisolon, 3 weiterhin Cyclophosphamid und 1 Azathioprin. Ein Ansprechen auf die Ciclosporin-Therapie war bei 12 der 13 Patienten beobachtet worden, wobei die Response nicht an speziellen

Tabelle 4.3 Ciclosporin bei primärer ANCA-assoziierter Vaskulitis ohne Nierentransplantation

Schollmeyer et al., 1993
- Übersicht der bis dahin publizierten 13 Patienten ohne Nierentransplantation
- Therapieumstellung auf Ciclosporin u. a. wegen Leukopenie (n = 7), Thrombopenie (n = 2), Hämaturie (n = 1) oder Rezidiv (n = 3)
- Begleittherapie: Prednisolon (n = 9), Cyclophosphamid (n = 3), Azathioprin (n = 1)
- Beobachtung: 2–57 Monate
- Response: bei 12/13 „gut"
- Nebenwirkungen: arterielle Hypertonie, Kreatinin-Anstieg

Allen et al., 1993
- prospektive, nicht randomisierte Studie an 5 Patienten ohne Nierentransplantation
- systemische Beteiligung (n = 2), Subglottisstenose (n = 2), orbitale Beteiligung (n = 1)
- Ciclosporin-Dosis: bis 5 mg/kg/d
- Beobachtung: 12 Monate
- Response: ausgezeichnet (n = 1), gut (n = 2), partiell (n = 2)
- bei Reduktion auf 1–2 mg/kg/d milde Flares
- Nebenwirkungen: arterielle Hypertonie (n = 2), Kreatinin-Anstieg (n = 1)

Anspruchskriterien gemessen wurde, sondern einer klinischen Besserung entsprach (das Rezidiv war nicht mehr vorhanden bzw. die Krankheitsaktivität war merklich reduziert). Die berichteten Nebenwirkungen entsprachen den bekannten Nebenwirkungen unter Ciclosporin, wie etwa Bluthochdruck und Kreatinin-Anstieg. Die einzige Patientin, die nicht auf die Therapie ansprach, verstarb an einer Leukenzephalopathie (Tab. 4.3).

Allen et al. (1993) führten die erste prospektive, nicht randomisierte Studie zur Ciclosporin-Anwendung bei ANCA-assoziierter Vaskulitis durch. Zwei der insgesamt 5 Patienten hatten eine Nierenbeteiligung, 2 eine Subglottisstenose und einer eine orbitale Beteiligung. Ciclosporin wurde in einer Dosierung bis 5 mg/kg/d angewendet. Die Beobachtungsphase betrug 12 Monate. Alle 5 Patienten sprachen auf die Behandlung an, das Ansprechen wurde in einem Fall als ausgezeichnet, in zwei Fällen als gut und in zwei Fällen als partiell bezeichnet. Bei Reduktion der Ciclosporin-Dosis auf 1–2 mg/kg/d traten milde Flares auf (Tab. 4.3).

Tabelle 4.**4** Ciclosporin bei primärer ANCA-assoziierter Vaskulitis mit Nierentransplantation

Schollmeyer et al., 1993
- Übersicht der bis dahin publizierten 8 Patienten und 2 eigener Patienten mit Nierentransplantation bei Wegener-Granulomatose
- Ciclosporin-Therapie
- Begleittherapie: Azathioprin (n = 4) und/oder Prednisolon (n = 6)
- Beobachtung: 2–72 Monate
- Response: bei 70% Rezidiv der Vaskulitis nach Nierentransplantation
- keine ausreichende Rezidivprophylaxe mit Ciclosporin

Nachman et al., 1999
- gepoolte Analyse von 127 Patienten mit ANCA-assoziierter Vaskulitis nach Nierentransplantation
- 85 der 127 Patienten mit Ciclosporin behandelt
- Ergebnis: 17,3% aller und 20% der mit Ciclosporin behandelten Patienten mit Rezidiv
- kein signifikanter Unterschied mit oder ohne Ciclosporin-Therapie

Tabelle 4.**5** Ciclosporin bei primärer ANCA-assoziierter Vaskulitis (neuere Publikationen)

Georganas et al., 1996
- Fallbericht einer 32-jährigen Patientin mit Remissionsinduktion nach erfolgloser Cyclophosphamid-, Plasmapherese- und Immunglobulin-Behandlung
- Ciclosporin-Therapie bis 5 mg/kg/d
- zuvor hoch dosiert Prednisolon
- Response: Remissionsinduktion (evtl. Einfluss des Steroids)

Haubitz et al., 1998
- 7 Patienten mit renaler ANCA-assoziierter Vaskulitis nach Remissionsinduktion mit Cyclophosphamid-Prednisolon-Therapie
- Ciclosporin-Therapie spiegeladaptiert auf 60–90 ng/ml zur Remissionserhaltung zusätzlich zu Cyclophosphamid, das parallel reduziert wurde
- Beobachtung: durchschnittlich 24 Monate
- Ergebnis: kein Rezidiv in der Beobachtungszeit
- Nebenwirkungen: HSV-Infekte (n = 2), arterielle Hypertonie (n = 2)

Ghez et al., 2002
- Fallbericht eines Patienten mit ANCA-assoziierter Vaskulitis und Niereninsuffizienz sowie HNO- und pulmonalem Rezidiv
- Ciclosporin-Therapie bis 5 mg/kg/d
- Beobachtung: > 30 Monate
- Response: Kontrolle der Erkrankung mit Ciclosporin-Monotherapie

4.2 Patienten mit Nierentransplantation

Außerdem wurden Patienten untersucht, die wegen einer primären Vaskulitis ein terminales Nierenversagen entwickelt, sich einer Nierentransplantation unterzogen und Ciclosporin als immunsuppressive Grundtherapie erhalten hatten. Schollmeyer et al. (1993) unternahmen in der bereits erwähnten Übersichtsarbeit auch eine zusammenfassende Analyse der bis dahin publizierten 8 Patienten und 2 eigener Patienten mit Wegener-Granulomatose, die nach Nierentransplantation Ciclosporin und außerdem Azathioprin und/oder Prednisolon erhalten hatten. Da 7 der 10 Patienten ein Vaskulitisrezidiv entwickelten, resümierten Schollmeyer et al., dass Ciclosporin zwar zur Remissionserhaltung bei primärer Vaskulitis ohne Nierentransplantation geeignet ist, Vaskulitispatienten nach Nierentransplantation aber keine ausreichende Rezidivprophylaxe gewährt (Tab. 4.**4**).

Nachman et al. (1999) haben zu dieser Fragestellung umfangreichere Daten in Form einer gepoolten Analyse schwedischer und amerikanischer Befunde publiziert. Von 127 Patienten mit ANCA-positiver Vaskulitis (mikroskopische Polyangiitis und Wegener-Granulomatose) als Grunderkrankung erhielten nach Nierentransplantation 85 eine Ciclosporin-Therapie zur Organerhaltung. Die übrigen Patienten wurden überwiegend mit Azathioprin plus Steroiden behandelt. 17,3% aller sowie 20% der mit Ciclosporin behandelten Patienten entwickelten ein Vaskulitisrezidiv. Die Autoren schlossen daraus, dass Ciclosporin bezüglich der Rezidivrate keinen Benefit hat (Tab. 4.**4**).

4.3 Neuere Publikationen

Georganas et al. (1996) berichteten über die Ciclosporin-Therapie einer 32-jährigen Patientin mit ANCA-positiver Vaskulitis. Bei ihr gelang die Remissionsinduktion mit Ciclosporin (bis 5 mg/kg/d) nach erfolgloser Cyclophosphamid-, Plasmapherese- und Immunglobulin-Behandlung. Die Patientin hatte über mehrere Tage auch hochdosierte Steroide erhalten, die möglicherweise zur Remission beigetragen haben (Tab. 4.**5**).

Haubitz et al. (1998) behandelten 7 Patienten mit renaler ANCA-assoziierter Vaskulitis zur Remissionserhaltung mit Ciclosporin. Alle diese Patienten hatten unter einer Cyclophosphamid-Prednisolon-Therapie ein renales Rezidiv entwickelt und waren unter einer höher dosierten Cyclophosphamid-Prednisolon-Therapie wieder in eine Remission gekommen, bevor sie auf Ciclosporin (spiegeladaptiert auf 60–90 ng/ml) umgestellt wurden. In einer mittleren Beobachtungsphase von 24 Monaten trat unter dieser Erhaltungstherapie kein Rezidiv auf (Tab. 4.**5**).

Ghez et al. (2002) behandelten einen niereninsuffizienten Patienten mit ANCA-assoziierter Vaskulitis, der unter einem HNO- und einem pulmonalen Rezidiv litt, mit 5 mg/kg/d Ciclosporin und konnten die Erkrankung damit im Laufe der Beobachtungszeit von über 30 Monaten relativ gut stabilisieren (Tab. 4.**5**).

4.4 Ciclosporin bei Takayasu-Arteriitis

Zur Ciclosporin-Therapie der seltenen Takayasu-Arteriitis wurden Berichte über 5 Patienten publiziert. Klinische Hauptbefunde waren eine Claudicatio in Arm bzw. Bein, ein abgeschwächter Puls und Strömungsgeräusche. Teilweise erfolgten unter Ciclosporin-Therapie angiographische Nachkontrollen. Im Prinzip konnte gezeigt werden, dass die entzündliche Reaktion bei allen Patienten unter Ciclosporin deutlich gebessert wurde. Kontrollierte Studien sind in dieser Indikation ebenso wenig zu erwarten wie etwa beim ANCA-assoziierten Churg-Strauss-Syndrom oder bei der Urtikaria-Vaskulitis, wo ebenfalls Einzelfallberichte mit Besserung der Hautreaktionen unter Ciclosporin veröffentlicht wurden. Kasuistiken können jedoch bestenfalls einen Hinweis auf eine mögliche therapeutische Wirksamkeit geben, da in den meisten Fällen nur die positiven Verläufe öffentlich mitgeteilt werden.

4.5 Ciclosporin bei Morbus Behçet

Der Morbus Behçet, der zu den Vaskulitissyndromen gezählt wird, hat ein vielfältiges klinisches Bild mit potenzieller Beteiligung fast aller Organe. Die meisten Patienten haben Mund- und/oder Genitalgeschwüre sowie Thrombophlebitiden. Zu den Hauptproblemen der Erkrankung gehört die nicht seltene Augenbeteiligung in Form einer Uveitis bzw. einer rezidivierenden Vaskulitis der Retinagefäße, die das Risiko der Erblindung beinhaltet.

Tabelle 4.6 Ciclosporin bei Morbus Behçet

Masuda et al., 1989
- doppelblinde Studie an 96 Patienten mit Uveitis bei Morbus Behçet
- Ciclosporin (10 mg/kg/d) (n = 47) vs. Colchizin (1 mg/d) (n = 49)
- Beobachtung: 16 Wochen
- Ergebnis: signifikant stärkere Besserung der Augenbeteiligung durch Ciclosporin, in 70 % Besserung der Aphthen, in 40 % Besserung der Hauterscheinungen; insgesamt bei 91 % der Patienten unter Ciclosporin Besserung vs. bei 33 % unter Colchizin
- 36 Patienten unter Ciclosporin (6–8 mg/kg/d) in Langzeitbeobachtung über 44 Wochen
- alle Ergebnisse bleiben erhalten
- Nebenwirkungen: renal (n = 3), Hirsutismus (n = 23), Hypästhesie der Finger (n = 6), gastrointestinal

Ozyazgan et al., 1992
- einfach blinde Studie an 23 Patienten mit Uveitis bei Morbus Behçet
- Ciclosporin (5 mg/kg/d) (n = 12) vs. Cyclophosphamid-Stoßtherapie (1 g i.v. pro Monat) (n = 11)
- geplante Beobachtung: 24 Monate
- Ergebnis: signifikant stärkere Besserung der Augenbeteiligung unter Ciclosporin nach 6 Monaten
- Entblindung der Studie nach 7 Monaten

Whitcup et al., 1994
- Studie an 19 Patienten mit Uveitis bei Morbus Behçet
- Ciclosporin-Monotherapie (8,6 mg/kg/d) (n = 10) vs. Kombinationstherapie aus Ciclosporin (6,2 mg/kg/d) + Prednisolon (n = 9)
- Beobachtung: 50,8 Monate
- Ergebnis: signifikante Besserung der Augenbeteiligung nach 1 Woche, nach 12 Monaten kein Unterschied zwischen den Gruppen

Ciclosporin ist zur Therapie der Behçet-Uveitis mit rezidivierender entzündlicher Mitbeteiligung der Retina zugelassen. Diese Zulassung geht im Wesentlichen auf japanische Untersuchungen von Masuda et al. (1989) zurück. Dort wurde in einer doppelblind kontrollierten Studie an insgesamt 96 Patienten mit Behçet-Uveitis die Therapie mit Ciclosporin (10 mg/kg/d) und Colchizin (1 mg/d) verglichen. In der Beobachtungszeit von 16 Wochen kam es zu einer signifikant stärkeren Besserung der Augenbeteiligung unter Ciclosporin, das bei einem Großteil der Patienten auch bezüglich der Aphthen und der Hautreaktion wirksam war. Insgesamt trat unter Ciclosporin bei 91 % der Patienten eine Besserung ein, aber nur bei 33 % unter Colchizin (Tab. 4.**6**).

Im Follow-up dieser Studie wurden 36 Patienten in einer offenen Langzeitbeobachtung 44 Wochen lang mit reduzierter Ciclosporin-Dosis (6–8 mg/kg/d) weiterbehandelt. Die ursprünglichen Therapieresultate blieben in diesem Zeitraum erhalten. Drei Patienten hatten renale Nebenwirkungen, alle weiblichen Patienten entwickelten einen Hirsutismus und 6 Patienten gaben eine Hypästhesie der Finger an (Tab. 4.**6**).

In einer kleineren, einfach blind kontrollierten Untersuchung von Ozyazgan et al. (1992) an 23 Patienten mit Augenbeteiligung bei Morbus Behçet wurde die Ciclosporin-Therapie (5 mg/kg/d) mit einer Cyclophosphamid-Stoßtherapie (1 g i. v. pro Monat) verglichen. Die auf 24 Monate geplante Studie wurde wegen der klar erkennbaren Vorteile der Ciclosporin-Therapie bereits nach 7 Monaten entblindet (Tab. 4.**6**).

Whitcup et al. (1994) untersuchten an 19 Patienten mit Augenbeteiligung bei Morbus Behçet, ob eine zusätzliche Prednisolon-Therapie das Ergebnis der Ciclosporin-Therapie noch verbessern würde. Die Ciclosporin-Dosis in der Monotherapie-Gruppe lag allerdings etwas höher (8,6 mg/kg/d) als in der Kombinationstherapie-Gruppe (6,2 mg/kg/d), was letztlich die Beurteilung etwas erschwert. Nach 12 Monaten war kein Unterschied zwischen beiden Gruppen feststellbar, so dass eine reine Ciclosporin-Monotherapie bei Behçet-Uveitis möglich erscheint (Tab. 4.**6**).

■ **Fazit**

Ciclosporin ist zugelassen zur Behandlung der Uveitis bei Morbus Behçet. In dieser Indikation gilt es als Therapie der Wahl, nachdem die Steroidtherapie versagt hat. Studienresultate weisen allerdings darauf hin, dass die Behçet-Uveitis auch mit Ciclosporin allein behandelt werden könnte. Ciclosporin ist auch gegenüber den schweren Schleimhautaffektationen des Morbus Behçet effektiv.

Einzelfallberichte und offene Studien mit begrenzten Patientenzahlen zeigen teilweise eine gute Response auf Ciclosporin bei primären ANCA-assoziierten Vaskulitiden, auch bei renaler Beteiligung und in der Remissionserhaltung. Zur Prophylaxe des Vaskulitisrezidivs nach einer Nierentransplantation ist Ciclosporin nicht geeignet.

In Einzelfällen wurde Ciclosporin auch zur Remissionsinduktion eingesetzt, vor allem bei Patienten mit Komplikationen (z. B. Zytopenie, Unverträglichkeit, hohe kumulative Cyclophosphamid-Dosis, Niereninsuffizienz) unter anderer Medikation. Bei Patienten mit terminaler Niereninsuffizienz wird Ciclosporin zur Remissionserhaltung eher empfohlen als Methotrexat. Insgesamt ist bezüglich der Anwendung von Ciclosporin bei primären Vaskulitiden der Mangel an kontrollierten Studien zu beklagen.

Literatur

Allen NB, Caldwell DS, Rice JR, McCallum RM. Cyclosporin A therapy for Wegener's granulomatosis. Adv Exp Med Biol 1993; 336: 473–476

Borleffs JC, Derksen RH, Hene RJ. Treatment of Wegener's granulomatosis with cyclosporin. Ann Rheum Dis 1987; 46: 175

Georganas C, Ioakimidis D, Iatrou C, Vidalaki B, Iliadou K, Athanassiou P, Kontomerkos T. Relapsing Wegener's granulomatosis: successful treatment with cyclosporin-A. Clin Rheumatol 1996; 15: 189–192

Ghez D, Westeel PF, Henry I, Pruna A, Fournier A, Lassoued K. Control of a relapse and induction of long-term remission of Wegener's granulomatosis by cyclosporine. Am J Kidney Dis 2002; 40: E6

Gremmel F, Druml W, Schmidt P, Graninger W. Cyclosporin in Wegener granulomatosis. Ann Intern Med 1988; 108: 491

Harley N, Ihle B. Wegener's granulomatosis – use of cyclosporin-A: a case report. Aust N Z J Med 1990; 20: 71–73

Haubitz M, Koch KM, Brunkhorst R. Cyclosporin for the prevention of disease reactivation in relapsing ANCA-associated vasculitis. Nephrol Dial Transplant 1998; 13: 2074–2076

Hunder GG, Arend WP, Bloch DA et al. The American College of Rheumatology 1990 criteria for the classification of vasculitis. Introduction. Arthritis Rheum 1990; 33: 1122

Jennette JC, Falk RJ, Andrassy PA et al. Nomenclature of systemic vasculitides. Proposal of an international consensus conference. Arthritis Rheum 1994; 37: 187–192

Kruit PJ, van Balen AT, Stilma JS. Cyclosporin A treatment in two cases of corneal peripheral melting syndrome. Doc Ophthalmol 1985; 59: 33–39

Masuda K, Nakajima A, Urayama A, Nakae K, Kogure M, Inaba G. Double-masked trial of cyclosporin versus colchicine and long-term open study of cyclosporin in Behcet's disease. Lancet 1989; 1: 1093–1096

Miehle W, Fehr K, Schattenkirchner M, Tillmann K (Hrsg). Rheumatologie in Klinik und Praxis. 2. Aufl. Stuttgart: Thieme, 2000

Nachman PH, Segelmark M, Westman K, Hogan SL, Satterly KK, Jennette JC, Falk R. Recurrent ANCA-associated small vessel vasculitis after transplantation: A pooled analysis. Kidney Int 1999; 56: 1544–1550

Ozyazgan Y, Yurdakul S, Yazici H, Tuzun B, Iscimen A, Tuzun Y, Aktunc T, Pazarli H, Hamuryudan V, Muftuoglu A. Low dose cyclosporin A versus pulsed cyclophosphamide in Behçet's syndrome: a single masked trial. Br J Ophthalmol 1992; 76: 241–243

Schmitt WH, Heesen C, Csernok E, Rautmann A, Gross WL. Elevated serum levels of soluble interleukin-2 receptor in patients with Wegener's granulomatosis. Association with disease activity. Arthritis Rheum 1992; 35: 1088–1096

Schollmeyer P et al. Behandlung systemischer Vaskulitiden und der rapid progredienten Glomerulonephritis mit Ciclosporin. Nieren- und Hochdruckkrankheiten 1993; 22 (Suppl 1): 40–48

Whitcup SM, Salvo EC Jr, Nussenblatt RB. Combined cyclosporine and corticosteroid therapy for sight-threatening uveitis in Behçet's disease. Am J Ophthalmol 1994; 118: 39–45

Teil 5
Behandlung der frühen rheumatoiden Arthritis

Joachim Sieper

Im folgenden Beitrag wird zunächst die Rationale der Therapie früher Verlaufsformen der rheumatoiden Arthritis (RA) entwickelt. Danach wird die in Berlin durchgeführte Studie zur Frühtherapie vorgestellt, bei der eine Kombination aus Methotrexat und Ciclosporin eingesetzt wurde. Den Abschluss bildet ein Vergleich zwischen Etanercept und Methotrexat bei Patienten mit relativ kürzlicher RA-Diagnose.

1 Rationale der Frühtherapie

In den letzten 10–15 Jahren haben sich die Therapievorstellungen bei der RA gewandelt. Zunehmend wurde dazu übergegangen, Patienten mit RA frühzeitig effektiv zu behandeln bzw. die Basistherapie früher als bis dahin üblich anzusetzen. Dafür gibt es mehrere Argumente: Seit längerem ist bekannt, dass Patienten mit RA gegenüber der allgemeinen Bevölkerung eine erhöhte Mortalität aufweisen. Allein diese Tatsache spricht schon dafür, die Erkrankungsaktivität so früh und radikal wie möglich zu unterdrücken, vor allem, da die Überlebensrate von Patienten mit niedrigem funktionellen Status bei Therapiebeginn besonders stark reduziert ist, wie z. B. aus der Arbeit von Pincus und Callahan (1989) hervorgeht (Abb. 5.1).

Hinzu kommt, dass die radiologische Progression der RA in Form von Erosionen und Gelenkspaltverschmälerungen von der Diagnosestellung an über die Jahre kontinuierlich fortschreitet. Einige Befunde sprechen überdies dafür, dass in den ersten 1–2 Jahren der Erkrankung ein besonders starker Anstieg der Erosionen und Usuren zu verzeichnen ist (Abb. 5.2). Daher gilt es, die Entzündungsaktivität so früh wie möglich zu unterdrücken, um das schnelle frühe Fortschrei-

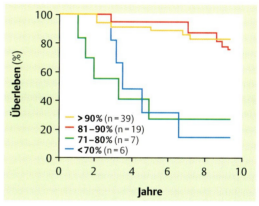

Abb. 5.1 Mortalität bei Patienten mit rheumatoider Arthritis je nach funktionellem Status bei Therapiebeginn (nach Pincus und Callahan, 1989).

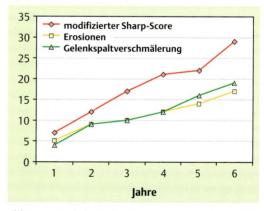

Abb. 5.2 Radiologische Progression der rheumatoiden Arthritis in den ersten 6 Jahren (nach Hulsmans et al., 2000).

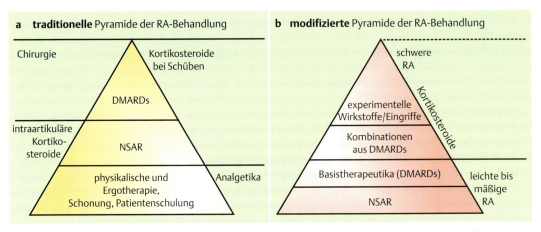

Abb. 5.3 Pyramide der Behandlung der rheumatoiden Arthritis: **a** traditionelle Pyramide, **b** modifizierte Pyramide.

ten der Gelenkzerstörung mit begleitender Verschlechterung des Funktionszustandes zu verhindern.

Allerdings lohnt es sich bei der RA durchaus auch noch im späteren Verlauf, die entzündliche Aktivität wirksam zu behandeln. Die Gelenkdestruktion schreitet nämlich auch nach 15–20 Jahren noch weiter fort und beschleunigt sich möglicherweise sogar noch einmal im späteren Verlauf, wie die Untersuchung von Wolfe und Sharp (1998) andeutet.

Wenn auch die seit Jahrzehnten geführte Diskussion, ob wirklich eine Korrelation zwischen der Entzündung, die sich anhand von CRP und BSG messen lässt, und der Gelenkdestruktion besteht, immer noch nicht ganz zur Ruhe gekommen ist, so kann diese Korrelation doch als sehr wahrscheinlich gelten. Überzeugend in dieser Hinsicht sind die Resultate von P. Emery (persönliche Mitteilung), dessen Arbeitsgruppe unter Steroidtherapie mit sonographischen Methoden zeigen konnte, dass Erosionen ausbleiben, wenn die Synovitis durch eine wirksame Therapie unterbunden wurde, und dass umgekehrt, wenn Erosionen entstehen, immer auch eine Synovitis vorliegt, die allerdings klinisch manchmal nicht ohne weiteres erkennbar ist.

Bis vor etwa 10–15 Jahren wurde mithilfe der Therapie lediglich versucht, die Progression der Erkrankung zu verlangsamen. Seitdem wird mit der Therapie das Ziel verfolgt, die Progression der Gelenkentzündung und -destruktion vollständig anzuhalten. Dazu ist es erforderlich, den Patienten sehr früh zu behandeln.

Die gewandelten Vorstellungen wirken sich aber nicht nur auf den Zeitpunkt des Therapiebeginns aus, sondern auch auf die Art und Weise der Behandlung. Die Abb. 5.3 zeigt sowohl die traditionelle als auch die nach den heutigen Vorstellungen modifizierte Pyramide der RA-Behandlung. Traditionell (Abb. 5.3 a) wurde die Behandlung mit physikalischer Therapie, Entlastung und Patientenschulung begonnen. Dann wurde bei Bedarf eine NSAR-Therapie eingesetzt und abgewartet, was weiter geschieht. Je nach Verlauf kamen DMARDs (disease modifying antirheumatic drugs) bzw. Basistherapeutika manchmal erst nach 15–20 Jahren zum Einsatz. Viele Patienten wurden auf dieser Stufe der Pyramide zunächst mit Gold behandelt, das im Grunde ein recht wirksames Basistherapeutikum ist, dessen Wirkung sich aber in der Regel erst nach 6 Monaten beurteilen lässt. Sofern sich die Erkrankungsaktivität durch Gold nicht effektiv genug unterdrücken ließ, wurde auf das nächste Basistherapeutikum mit ebenfalls langsamem Wirkeintritt umgestellt. So vergingen manchmal relativ schnell 1–2 Jahre, während der die Erkrankung des Patienten weiterhin aktiv war und die Gelenkdestruktion fortschreiten konnte.

Die nach den heutigen Therapievorstellungen modifizierte Pyramide (Abb. 5.3 b) sieht vor, Basistherapeutika sehr früh einzusetzen. Schon bei Diagnosestellung bzw. leichter bis mäßig aktiver RA wird mit einer medikamentösen Monotherapie begonnen. In manchen Fällen kann die initiale Monotherapie noch aus einem NSAR bestehen, in anderen Fällen wird von Anfang an ein Basistherapeutikum verwendet. Bei besonders aktiven Erkrankungsformen wird sogar erwogen, sofort mit einer Kombinationstherapie anzufangen. Diese wird entweder in Form einer Step-down- oder einer Step-up-Therapie durchgeführt. Bei der Step-down-Therapie werden zunächst mehrere Medikamente angesetzt und dann je nach Bedarf schrittweise wieder reduziert. Bei der Step-up-Therapie wird ein zweites und möglicherweise noch ein weiteres Medikament ergänzt, wenn der Therapieeffekt des bzw. der ersten noch nicht ausgereicht hat (siehe dazu auch Beitrag von Krüger, S. 48). Das Ziel besteht in allen Fällen darin, die Entzündungsaktivität früh und wirksam einzudämmen.

Wenn die Abbruchrate einer Therapie als wichtiges summarisches Hinweiszeichen für ihre Effektivität gelten kann, geht aus der Studie von Pincus et al. (1992) zur therapeutischen „Lebensdauer" der verschiedenen Basistherapeutika klar hervor, welches Medikament im klinischen Alltag besonders tauglich ist. In dieser Studie wird die diesbezügliche Überlegenheit von Methotrexat sehr deutlich, wobei hinzugefügt werden muss, dass neuere Substanzen wie Leflunomid hier noch nicht vertreten waren. Nach 60 Monaten wenden noch etwa 60–70 % der Patienten ihre Methotrexat-Therapie an, mehr als doppelt so viele wie bei den anderen untersuchten Basistherapeutika (Hydroxychloroquin, D-Penicillamin, parenterales und orales Gold, Azathioprin). Dies spricht dafür, dass die Methotrexat-Therapie effektiv ist und von den Patienten gut toleriert wird. Auf der Basis dieser und ähnlicher Untersuchungen gehen auch die Therapieüberlegungen bei frühen Formen der RA von Methotrexat als der effektivsten Substanz aus.

Stimuliert wurde die Diskussion um die Frühtherapie der RA durch die Ergebnisse der ATTRACT-Studie (Maini et al., 1999). In dieser Studie wurde erstmalig klar gezeigt, dass die Gelenkzerstörung bei der RA durch eine effektive antiinflammatorische Therapie im Prinzip gestoppt werden kann. Die Patienten, die Infliximab plus Methotrexat erhielten, erlebten im Beobachtungszeitraum von 2 Jahren keine radiologische Progression. In der Kontrollgruppe dagegen, die nur mit Methotrexat behandelt wurde, schritt die Gelenkzerstörung fort. Da die Krankheitsaktivität der Patienten dieser Studie definitionsgemäß trotz Methotrexat-Therapie bestand, lässt sich aus dem Ergebnis der Kontrollgruppe nicht ableiten, dass Methotrexat allein die Gelenkzerstörung bei RA nicht aufhalten könnte. Bei einem beträchtlichen Teil der Patienten ist ausreichend hoch dosiertes Methotrexat dazu durchaus in der Lage (siehe unten).

2 Berliner monozentrische Studie bei früher rheumatoider Arthritis

Auf der Grundlage dieser Überlegungen wurde die Berliner monozentrische Studie konzipiert und durchgeführt (Machein et al., 2002). In die Studie wurden 26 Patienten mit früher RA bzw. einer Erkrankungsdauer von weniger als 2 Jahren aufgenommen, die zuvor weder mit Basistherapeutika noch mit Prednisolon behandelt worden waren.

Der modifizierte DAS (disease activity score) in Form des 28-joint-count (Berücksichtigung von 28 Gelenken) diente sowohl als Einschlusskriterium als auch zur Beurteilung des therapeutischen Effekts. In die Studie aufgenommen wurden Patienten mit einem DAS über 4, der mittlere Ausgangs-DAS der Patienten lag bei 6,2. Als Non-Responder wurden die Teilnehmer betrachtet, bei denen der DAS unter der Therapie um weniger als 1,2 fiel *und* bei denen der DAS weiterhin über 4 lag.

Für das therapeutische Vorgehen wurde eine Step-up-Strategie gewählt. In der Arbeit von Boers et al. (1997) ist dagegen eine sehr aggressive Step-down-Strategie verfolgt worden. Dort wurden Sulfasalazin, Methotrexat und Prednisolon im Vergleich zu Sulfasalazin allein untersucht. Aufgrund des rascheren und anhaltenderen Ansprechens war die Kombinationstherapie in dieser Studie der Monotherapie überlegen. Aber auch die weiteren Verlaufsbeobachtungen über Jahre zeigten, dass die frühe, sehr radikale Therapie auch langfristig gute Ergebnisse hat.

In der Berliner Studie wurden alle 26 Patienten in der ersten Phase relativ intensiv mit 15 mg/Woche Methotrexat i.m. plus 20 mg/d Prednisolon behandelt. Das Ziel, die Prednisolon-Dosis innerhalb von 8 Wochen auf 5 mg/d zu reduzieren, wurde bei allen Patienten erreicht. Nach 8 Wochen Therapie wurde das Ansprechen auf diese Behandlung beurteilt und die Patienten wurden in Responder und Non-Responder aufgeteilt.

Bei den 13 Respondern wurde die bisherige Therapie (15 mg/Woche Methotrexat i.m. plus 5 mg/d Prednisolon) in der anschließenden zweiten Phase der Studie weitergeführt. Die 13 Non-Responder wurden nun zusätzlich für weitere 3

Teil 5 Behandlung der frühen rheumatoiden Arthritis

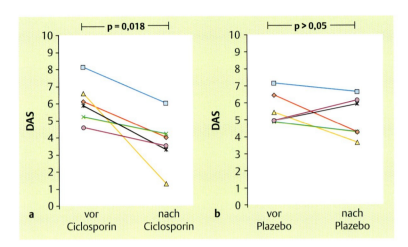

Abb. 5.4 Weiterbehandlung der Methotrexat-Non-Responder (n = 13) mit Ciclosporin oder Plazebo (Machein et al., 2002).

Tabelle 5.1 Berliner monozentrische Studie bei früher rheumatoider Arthritis (Machein et al., 2002)

26 Patienten mit früher RA
– Krankheitsdauer < 2 Jahre
– keine vorherige Therapie mit Basistherapeutika oder Prednisolon

modifizierter DAS (disease activity score; 28 Gelenke) als Einschlusskriterium und Wirksamkeitsparameter

Einschluss: DAS > 4 (mittlerer DAS = 6,2)

Non-Responder: DAS-Rückgang < 1,2 und DAS weiterhin > 4

Therapie

Methotrexat 15 mg/Woche i. m. + Prednisolon 20 mg/d (nach 8 Wochen reduziert auf 5 mg/d) über 8 Wochen

↓

Methotrexat-Responder (mittlerer DAS = 2,48) behalten Therapie weitere 3 Monate bei

Methotrexat-Non-Responder (mittlerer DAS = 6,0) behalten Therapie bei

↓ ↓

+ Ciclosporin 2,5–5 mg/kg/d 3 Monate

+ Plazebo 3 Monate

50 % der Patienten mit früher aktiver RA zeigen eine gute klinische Response auf die Kombinationstherapie aus Methotrexat + Prednisolon.

Weitere 35 % zeigen bei Methotrexat-Versagen eine Response auf eine frühe Ciclosporin-Methotrexat-Therapie (4 von 6 Patienten in der Ciclosporin-Gruppe, das wären ca. 9 der 13 Non-Responder bzw. 35 % von insgesamt 26 Patienten).

85 % der Patienten mit früher aktiver RA können mit dieser frühen aggressiven Kombinationstherapie erfolgreich behandelt werden.

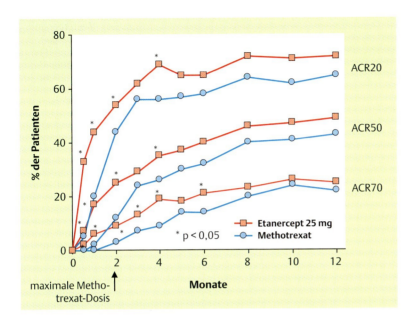

Abb. 5.**5** ACR-Ansprechraten unter Etanercept und Methotrexat (Bathon et al., 2000).

Monate entweder mit Ciclosporin (2,5–5 mg/kg/d) oder Plazebo behandelt. Die Methotrexat-Responder hatten zu Beginn der zweiten Studienphase einen mittleren DAS von 2,48 und damit gegenüber dem Ausgangswert von 6,2 eine deutliche Reduktion erreicht. Die Non-Responder lagen zu Beginn der zweiten Studienphase im Schnitt bei einem DAS von 6,0.

Von den 13 Non-Respondern wurden 6 zusätzlich mit Ciclosporin behandelt. Die Ausgangsdosis von 2,5 mg/kg/d Ciclosporin konnte nach 4 Wochen bis auf maximal 5 mg/kg/d gesteigert werden, wenn keine Nebenwirkung aufgetreten und der Effekt nicht ausreichend war. Die übrigen 7 Non-Responder wurden zusätzlich zur fortgeführten Methotrexat-Prednisolon-Therapie mit Plazebo behandelt. In der Abb. 5.**4** ist der DAS-Verlauf jedes Non-Responders durch eine eigene Gerade repräsentiert. In der Ciclosporin-Gruppe ergab sich ein signifikanter Abfall ($p = 0,018$) des mittleren DAS auf 4,0, während der DAS in der Plazebogruppe sich nicht signifikant veränderte.

Demnach zeigt die Hälfte dieser Patienten mit früher RA eine rasche und gute Besserung unter der Kombination aus Methotrexat und einer mäßigen Steroiddosis. Dieses Ergebnis lässt sich auch so interpretieren, dass die Hälfte dieser Patienten mit einer Step-down-Therapie zu intensiv behandelt würde. Weitere 35% reagieren in der Folge auf eine frühe Kombinationstherapie aus Methotrexat plus Ciclosporin, so dass sich mit diesem Konzept 85% der Patienten mit relativ früher, basistherapienaiver RA erfolgreich behandeln lassen (Tab. 5.**1**).

3 Etanercept bei früher rheumatoider Arthritis

Als eine Alternative zu der oben entwickelten Therapieform der frühen RA wurde der TNF-α-Blocker Etanercept bei früher RA von Bathon et al. (2000) untersucht. In dieser 12-monatigen Studie mit 632 Teilnehmern erhielt eine Therapiegruppe von Anfang an eine Monotherapie mit Etanercept 2 × 25 mg s.c./Woche und eine andere eine Monotherapie mit oralem Methotrexat in einer Initialdosis von 7,5 mg/Woche, die relativ rasch gesteigert werden konnte auf 15 mg/Woche in Woche 4 und auf 20 mg/Woche in Woche 8, sofern ein aktives Gelenk vorhanden war. Auch eine einmalige Dosisreduktion um 5 mg/Woche war möglich. Daraus ergab sich eine mittlere Methotrexat-Dosis von 18,3 mg/Woche, die ungefähr in der gleichen Größenordnung wie in der Berliner Studie lag. Alle Patienten der Methotrexat-Gruppe erhielten zusätzlich Folsäure.

In dieser Studie zeigten Etanercept und Methotrexat eine ähnlich gute Ansprechrate, so dass Methotrexat in ausreichend hoher Dosierung durchaus als eine effektive Therapie gelten kann. Die Ansprechrate nach den ACR20-Kriterien lag nach 12 Monaten bei etwa 60%, wobei das Plateau in beiden Therapiegruppen schon nach 4–5 Monaten erreicht wurde. Die ACR50-Kriterien erfüllten etwa 40% und die ACR70-Kriterien etwa 20% der Studienteilnehmer. Etanercept ließ in dieser Studie zwar ein rascheres Ansprechen erkennen, signifikante Vorteile für Etanercept wurden aber nach Monat 6 nicht mehr erreicht (Abb. 5.**5**).

Damit es zur Frühtherapie der RA effektiv ist, muss Methotrexat rechtzeitig in hohen Dosen eingesetzt werden. Eine einschleichende Dosiseskalation ist wahrscheinlich nicht zweckmäßig. Nach den vorliegenden Studienergebnissen erscheint es eher empfehlenswert, die Methotrexat-Therapie gleich mit 15 oder 20 mg/Woche zu beginnen und die Dosis bei erkennbarem Bedarf sogar noch über 20 mg/Woche hinaus zu erhöhen. Von großer praktischer Bedeutung ist die Folgetherapie von Methotrexat-Therapieversagern. In dieser Indikation ist Ciclosporin neben den Biologicals eine gute Alternative.

Literatur

Bathon JM, Martin RW, Fleischmann RM, Tesser JR, Schiff MH, Keystone EC, Genovese MC, Wasko MC, Moreland LW, Weaver AL, Markenson J, Finck BK. A comparison of etanercept and methotrexate in patients with early rheumatoid arthritis. N Engl J Med 2000; 343: 1586–1593

Boers M, Verhoeven AC, Markusse HM, van de Laar MA, Westhovens R, van Denderen JC, van Zeben D, Dijkmans BA, Peters AJ, Jacobs P, van den Brink HR, Schouten HJ, van der Heijde DM, Boonen A, van der Linden S. Randomised comparison of combined step-down prednisolone, methotrexate and sulphasalazine with sulphasalazine alone in early rheumatoid arthritis. Lancet 1997; 350: 309–318

Hulsmans HM, Jacobs JW, van der Heijde DM, van Albada-Kuipers GA, Schenk Y, Bijlsma JW. The course of radiologic damage during the first six years of rheumatoid arthritis. Arthritis Rheum 2000; 43: 1927–1940

Machein U, Buss B, Spiller I, Braun J, Rudwaleit M, Faerber L, Sieper J. Effective treatment of early rheumatoid arthritis with a combination of methotrexate, prednisolone and cyclosporin. Rheumatology (Oxford) 2002; 41: 110–111

Maini R, St Clair EW, Breedveld F, Furst D, Kalden J, Weisman M, Smolen J, Emery P, Harriman G, Feldmann M, Lipsky P. Infliximab (chimeric anti-tumour necrosis factor alpha monoclonal antibody) versus placebo in rheumatoid arthritis patients receiving concomitant methotrexate: a randomised phase III trial. ATTRACT Study Group. Lancet 1999; 354: 1932–1939

Pincus T, Callahan LF. Reassessment of twelve traditional paradigms concerning the diagnosis, prevalence, morbidity and mortality of rheumatoid arthritis. Scand J Rheumatol 1989; 79 (Suppl): 67–96

Pincus T, Marcum SB, Callahan LF. Longterm drug therapy for rheumatoid arthritis in seven rheumatology private practices: II. Second line drugs and prednisone. J Rheumatol 1992; 19: 1885–1894

Wolfe F, Sharp JT. Radiographic outcome of recent-onset rheumatoid arthritis: a 19-year study of radiographic progression. Arthritis Rheum 1998; 41: 1571–1582

Teil 6
Kombinationstherapien

Klaus Krüger

1 Meilensteine der modernen Therapie der rheumatoiden Arthritis

Das moderne Zeitalter der medikamentösen Therapie der rheumatoiden Arthritis (RA) begann mit der Einführung bzw. Wiedereinführung von **Methotrexat** in der zweiten Hälfte der 1980er Jahre. Aus Kohortenuntersuchungen ist ersichtlich, dass sich zu jener Zeit das therapeutische Outcome allmählich verbesserte. Nach dem Methotrexat und gewissermaßen flankierend dazu wurden in den 1990er Jahren weitere Substanzen in die Therapie der RA eingeführt, welche die therapeutischen Möglichkeiten bereicherten. Dazu gehören **Ciclosporin** und auch **Leflunomid**.

Die Etablierung der **Kombinationstherapie**, um die es in diesem Beitrag geht, war ebenfalls ein wesentlicher Impuls für die Fortentwicklung der RA-Therapie. Da die ersten Kombinationsstudien nicht besonders erfolgreich verliefen, wurde die Kombinationstherapie noch bis Mitte der 1990er Jahre kritisch betrachtet, wie z.B. die Metaanalyse von Felson et al. (1994) belegt. Was sie in Relation zur Monotherapie ausrichten kann, zeigte sich dann aber in der Schlüsselstudie von Tugwell et al. (1995), in der Ciclosporin zusammen mit Methotrexat eingesetzt wurde, nach einem Studiendesign, das seitdem Schule gemacht hat. Erst diese Studie mit ihrem überzeugenden Resultat hat die Tür für dieses Therapieprinzip weit aufgestoßen. Die Tugwell-Studie wird im Verlauf dieses Beitrags näher vorgestellt.

Ein weiterer wichtiger Fortschritt in der Entwicklung der modernen RA-Therapie ist die Einführung der **Biologicals**, die auch in der Kombinationstherapie eingesetzt werden.

2 Häufigkeit der Kombinationstherapie

Das Verschreibungsverhalten von Rheumatologen wird auf den ACR-Kongressen regelmäßig präsentiert. 1989 lag der Anteil der Kombinationstherapie an der Gesamttherapie der US-Rheumatologen noch unter 10%, während ab 1997 fast alle US-amerikanischen Rheumatologen Kombinationstherapien einsetzten. Die entsprechenden europäischen oder deutschen Kurven dürften – auf einem etwas niedrigeren Level – einen ähnlichen Anstieg verzeichnen. Der Anteil der US-Rheumatologen, die Kombinationen *zur Ersttherapie* einsetzten, lag 1999 immerhin schon im Bereich von fast 50%. Diese Zahlen sollen hier zunächst nur konstatiert werden, in welchem Maße diese Therapiestrategie berechtigt ist, ist eine andere Frage.

3 Strategien der Kombinationstherapie

3.1 Kombinationsstrategie

Um zwei oder mehrere Partner zu einer sinnvollen Therapiekombination zusammenzufügen, sind verschiedene Konzepte und Strategien denkbar. Ein Konzept besteht darin, zwei Substanzen mit unterschiedlichen Wirkmechanismen zu kombinieren, wie z.B. Ciclosporin und Methotrexat. Hierbei wird eine T-Zell-gerichtete mit einer Makrophagen-gerichteten Therapie verknüpft. Auch Leflunomid hat einen gut definierten Wirkmechanismus, der sich von dem aller anderen Rheumatologika unterscheidet, so dass es unter diesem Aspekt ein guter Kombinationspartner sein könnte.

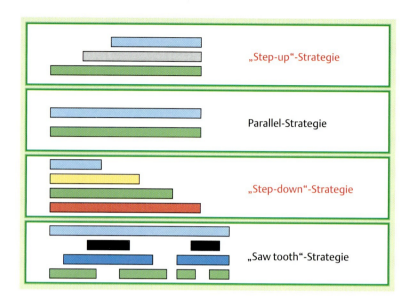

Abb. 6.1 Strategien der DMARD-Kombinationstherapie.

Der Umkehrschluss aus diesem Konzept funktioniert aber nicht immer: In der Kombination aus Methotrexat und Sulfasalazin beispielsweise stehen zwei Folsäure-Antagonisten nebeneinander. Daher wurde zunächst befürchtet, diese Kombination könnte zu vermehrten Komplikationen führen, was aber nicht der Fall war. Beide Substanzen sind in der so genannten Tripeltherapie enthalten, einem weiteren attraktiven Ansatz der Kombinationstherapie.

3.2 Einsatzstrategie

Von der Einsatzstrategie her gibt es mehrere Zugänge zur Kombinationstherapie (Abb. 6.1). Die geläufigste Strategie, die in der Praxis wahrscheinlich am häufigsten verwendet wird und nach eigener Einschätzung auch die sinnvollste ist, wird als **Step-up-Strategie** bezeichnet. Der Patient erhält zunächst eine Monotherapie, in der Regel mit Methotrexat. Erst wenn diese adäquat durchgeführte Monotherapie nicht ausreichend anspricht, wird ein weiterer Partner kombiniert.

Bei der so genannten **Parallel-Strategie** wird die Kombination von Beginn an eingesetzt und im weiteren Verlauf beibehalten. Noch einen Schritt weiter geht die viel diskutierte **Step-down-Strategie**, bei der gleich zu Anfang eine Vielfach- oder auch Zweifachkombination eingesetzt und im Verlauf versucht wird, die Zahl der Kombinationspartner nach und nach zu reduzieren. Wie im Beitrag von Sieper schon angeklungen (S. 45), wird ein Teil der Patienten bei Anwendung der Step-down-Strategie zu Beginn übertherapiert. Die Befürworter dieser Strategie weisen auf den großen Initialeffekt hin, der sich auf die weitere Entwicklung der RA günstig auswirken soll (Boers et al., 1997; Möttönen et al., 1999).

Mehr in den Bereich der Kuriositäten einzuordnen ist die so genannte **Saw-tooth-Strategie** (Sägezahn-Strategie), bei der in Abhängigkeit von der jeweiligen Krankheitssituation Kombinationspartner dazugegeben oder abgesetzt werden. Diese Vorgehensweise hat sich in der Praxis aber nicht bewährt.

Das normale Vorgehen bei einer hochaktiven RA besteht darin, die Therapie mit Methotrexat zu beginnen. Wenn die Methotrexat-Behandlung in der individuell erforderlichen Dosis wegen Verträglichkeitsproblemen nicht möglich ist, kann auf Alternativen wie Ciclosporin oder Leflunomid zurückgegriffen werden. Sofern diese Monotherapien nicht ausreichend wirksam sind, kommt als nächster Schritt eine der bewährten Kombinationen (z. B. Methotrexat + Ciclosporin, Methotrexat + Leflunomid, Methotrexat + Sulfasalazin + Chloroquin) zum Einsatz. Bleibt auch diese Therapie noch hinter den therapeutischen Erwartungen oder Erfordernissen zurück, sehen die gültigen Therapieempfehlungen vor, auf die Anti-TNF-Therapie mit oder ohne Methotrexat überzugehen (Abb. 6.2).

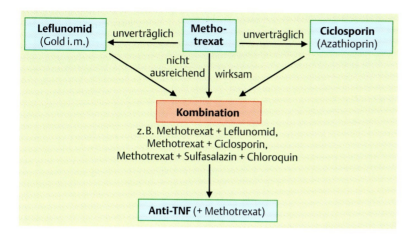

Abb. 6.2 Krankheitsmodulierende Therapie bei hochaktiver rheumatoider Arthritis.

Für die frühe intensive Behandlung der RA mit nachfolgender Reduktion der Therapie im Sinne der Step-down-Strategie werden im Wesentlichen zwei Studien als Referenz herangezogen: Zum einen die so genannte COBRA-Studie von Boers et al. (1997) aus Holland und zum anderen die finnische Rheumatoid-Arthritis-Combination-Study (FIN-RACo) von Möttönen et al. (1999). Beiden Studien gemeinsam ist das Problem, dass in der Kontrollgruppe Sulfasalazin eingesetzt wurde. Wahrscheinlich wäre der Vergleich mit einer Methotrexat-Monotherapie in der Kontrollgruppe aufschlussreicher gewesen. Denn dann wäre deutlich geworden, um wie viel wirksamer der Beginn mit einer Dreifachkombination (Prednisolon + Methotrexat + Sulfasalazin in der COBRA-Studie, Methotrexat + Sulfasalazin + Hydroxychloroquin in der FIN-RACo-Studie) gegenüber dem meistverwendeten Monotherapeutikum Methotrexat wäre. Eine solche Step-down-Studie existiert aber bisher nicht.

Bezüglich der COBRA-Studie ist zu erwähnen, dass eine außerordentlich hohe Prednisolon-Startdosis verwendet wurde (60 mg/d initial, innerhalb von ca. 6 Wochen reduziert auf 7,5 mg/d). Unbestreitbar ist, dass die Kombinationsgruppe dieser Studie, auch nach den inzwischen verfügbaren 5-Jahres-Daten (Landewe et al., 2002), vor allem auch bei der radiologischen Progression wesentlich besser abgeschnitten hat als die Sulfasalazin-Monotherapie-Gruppe. Inwieweit sich daraus aber Schlüsse für die Praxis ziehen lassen, wo üblicherweise anders verfahren wird, ist fraglich.

In der FIN-RACo-Studie war die genannte Tripelkombination der Sulfasalazin-Monotherapie nach 2 Jahren überlegen. Bei der ACR50-Response fallen jedoch zwei Dinge auf: Erstens nähert sich die Monotherapie mit zunehmender Dauer der Behandlung den Ergebnissen der Kombinationstherapie an und zweitens liegt die ACR50-Response der Monotherapie nach 2 Jahren mit fast 60% recht hoch (Kombinationstherapie etwa 70%). Da eine solche Wirksamkeit von Sulfasalazin normalerweise nur bei leichter Erkrankung zu erwarten ist, lässt dieses Ergebnis darauf schließen, dass ein Kollektiv von RA-Patienten mit relativ niedriger Ausgangsaktivität behandelt wurde. Alles in allem kann auch diese Studie nicht unbedingt als Beleg dafür gelten, dass eine frühe RA von Anfang an mit einer Mehrfachkombination behandelt werden muss.

4 Kombinationstherapien – Substanzen und Studien

Zu den bewährten Kombinationstherapien im Sinne der Step-up-Strategie, die auf der Basis von kontrollierten Studien erprobt wurden und auch in der Praxis am meisten verwendet werden, gehört die von O'Dell eingeführte Tripeltherapie aus Methotrexat + Sulfasalazin + Hydroxychloroquin. Hinzu kommt die in der Schlüsselstudie von Tugwell et al. (1995) untersuchte Kombination aus Methotrexat + Ciclosporin. Relativ neu sind die Ergebnisse von Kremer et al. (2002) zur Kombination aus Methotrexat + Leflunomid. Der konstante Partner Methotrexat wird auch in diversen Kombinationen mit Biologicals (Infliximab, Etanercept, Anakinra) verwendet (Tab. 6.1).

Tabelle 6.1 Wichtigste in Studien erprobte Kombinationen mit Methotrexat zur Therapie der hochaktiven rheumatoiden Arthritis

- Methotrexat + Sulfasalazin + Hydroxychloroquin (O'Dell)
- Methotrexat + Ciclosporin (u. a. Tugwell)
- Methotrexat + Leflunomid (Kremer)
- Methotrexat + Biologicals (u. a. Maini, Weinblatt, Cohen)

Tabelle 6.2 Methotrexat plus Ciclosporin – Design und Methodik (Tugwell et al., 1995)

Tugwell et al., 1995
- 148 Patienten mit aktiver RA, die nicht ausreichend auf eine mindestens 3-monatige Methotrexat-Monotherapie (max. 15 mg/Woche) angesprochen haben
- 6-monatiger, randomisierter, doppelblinder Vergleich
- Methotrexat + Plazebo vs. Methotrexat + Ciclosporin (2,5 – 5 mg/kg/d, im Schnitt 2,97 mg/kg/d)
- offene Extension (siehe Abb. 6.6)
- primärer Endpunkt: Anzahl der schmerzhaften Gelenke (Tender Joint Count; siehe Abb. 6.3)
- sekundäre Endpunkte (siehe Abb. 6.4 und 6.5)
- Verträglichkeit: Toxizitätsprofil und -frequenz wie in der Monotherapie, keine wesentlichen Effekte auf Nierenfunktion und Blutdruck

Monosubstanzen, die in der Kombinationstherapie der RA keine Rolle spielen bzw. nicht oder nur in Ansätzen untersucht wurden, sind Goldpräparate, D-Penicillamin, das auch in der Monotherapie kaum noch verwendet wird, Cyclophosphamid und Azathioprin. Dies bedeutet nicht definitiv, dass z. B. parenterales Gold oder Azathioprin keine nützlichen Kombinationspartner sein könnten, sie wurden nur bisher für diese Verwendungsart nicht entdeckt und untersucht. Zum parenteralen Gold liegen begrenzte positive Erfahrungen vor: Auf dem letzten ACR-Kongress wurde eine kleine Studie mit parenteralem Gold + Methotrexat vorgestellt, die erfolgreich verlaufen war. Beim parenteralen Gold ließe sich in der Kombination möglicherweise der Nachteil der langen Anlaufzeit partiell ausgleichen.

4.1 Methotrexat plus Ciclosporin

Die erwähnte Studie von Tugwell et al. (1995), die für die Kombinationstherapie insgesamt bahnbrechend wirkte und Ciclosporin als Kombinationspartner etablierte, hat Pioniercharakter unter zwei Aspekten:
- Sie führte das Design ein, das heute für alle derartigen Studien verwendet wird. Die Kombinationsstudie wird begonnen mit Patienten, die auf Methotrexat nicht ausreichend angesprochen haben. Diese Patienten werden doppelblind randomisiert zusätzlich entweder mit Plazebo oder dem jeweiligen Kombinationspartner behandelt.
- Außerdem wurde in dieser Studie erstmalig unter kontrollierten und methodisch sauberen Bedingungen der eindeutige Nachweis der guten Wirksamkeit einer solchen Kombination erbracht.

148 Patienten mit aktiver RA, die auf eine mindestens 3-monatige Methotrexat-Monotherapie (max. 15 mg/Woche) nicht ausreichend angesprochen hatten, nahmen an diesem randomisierten, doppelblinden Vergleich über 6 Monate teil. Aus historischen Gründen war die Methotrexat-Dosis in dieser Studie mit durchschnittlich 12,5 mg/Woche noch relativ niedrig. Die mittlere Ciclosporin-Dosis der Verumkombination lag bei 2,97 mg/kg/d. Nach dem Ende der Studie wurde die Therapie noch ein halbes Jahr lang in offener Extension weitergeführt (Tab. 6.2).

Als primärer Endpunkt wurde die Anzahl schmerzhafter Gelenke (Tender Joint Count) bewertet. Ein besonderes Augenmerk galt außerdem der Verträglichkeit, die entgegen den Befürchtungen, dass die Kombinationstherapie toxischer als die jeweilige Monotherapie sein könnte, keine Besonderheiten aufwies. Das Toxizitätsprofil und die Toxizitätsfrequenz fielen unter der Kombination nicht anders als unter der Monotherapie aus. Die Wirksamkeit bezüglich des Hauptparameters war eindeutig: Sowohl beim Tender Joint Count als auch beim Swollen Joint Count (Anzahl geschwollener Gelenke) war nach 24 Wochen Behandlung ein signifikanter Vorteil der Kombinationsgruppe ersichtlich (Abb. 6.3).

Als sekundärer Endpunkt wurde die Anzahl der übrigen Parameter bestimmt, auf welche die Patienten neben dem Swollen und Tender Joint Count angesprochen haben. Dabei handelte es sich im Wesentlichen um die Parameter aus den ACR-Kriterien. Wie Abb. 6.4 zeigt, ergab sich

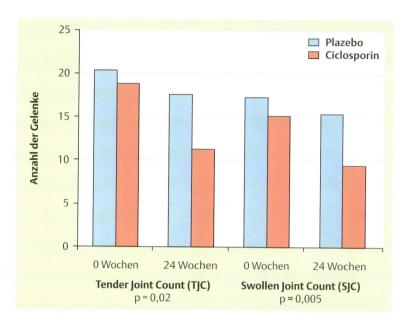

Abb. 6.3 Methotrexat plus Ciclosporin in der Tugwell-Studie – Hauptwirksamkeitsparameter Anzahl schmerzhafter bzw. geschwollener Gelenke (Tender Joint Count, Swollen Joint Count) (Tugwell et al., 1995).

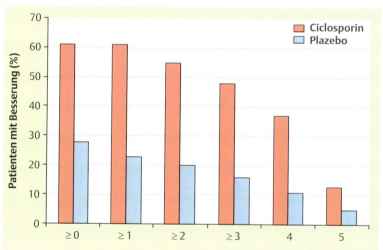

Abb. 6.4 Methotrexat plus Ciclosporin in der Tugwell-Studie – Zahl der zusätzlich zu Gelenkschmerzen und -schwellung verbesserten Parameter (Tugwell et al., 1995).

auch bei diesem sekundären Endpunkt ein deutlicher Unterschied zugunsten der Kombinationsgruppe. Das selbe galt auch für die Ansprechraten auf die ACR20-Kriterien (Abb. 6.5).

Zu Beginn der 6-monatigen offenen Extension dieser Studie, die 2 Jahre später publiziert wurde (Stein et al., 1997), wechselten die Patienten der Plazebogruppe auf die Verumkombination über. Die Abb. 6.6 zeigt anhand des Swollen und des Tender Joint Count, wie sich die Plazebogruppe nach Zugabe von Ciclosporin recht schnell den Werten der ursprünglichen Kombinationsgruppe annäherte (die in gleicher Weise weiterbehandelt wurde). Am Ende der Extensionsphase war ein Therapieerfolg ähnlichen Ausmaßes erreicht. Im Laufe dieses weiteren Halbjahres traten außer einem Therapieabbruch wegen verschlechterter Nierenfunktion keine neuen Toxizitätsprobleme auf.

Eine weitere Studie zur Kombinationstherapie mit Methotrexat und Ciclosporin, in Erlangen initiiert und in Deutschland multizentrisch durchgeführt, wurde auf dem EULAR-Kongress 2002 zum ersten Mal vorgestellt (Antoni et al., 2002).

52 Teil 6 Kombinationstherapien

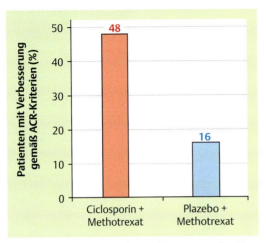

Abb. 6.5 Methotrexat plus Ciclosporin in der Tugwell-Studie – Patienten mit Verbesserung nach den ACR20-Kriterien (Tugwell et al., 1995).

Tabelle 6.3 Methotrexat plus Ciclosporin – Design und Methodik (Antoni et al., 2002)

Antoni et al., 2002
- 202 Patienten mit aktiver RA, die nicht ausreichend auf eine mindestens 3-monatige Methotrexat-Monotherapie (15–25 mg/Woche) angesprochen haben
- **Phase I:** offene Therapie über 24 Wochen mit Methotrexat + Ciclosporin
- **Phase II:** Weiterbehandlung nur der Patienten (n = 86) mit Verbesserung nach den ACR20-Kriterien, Randomisierung und doppelblinde Behandlung über 24 Wochen:
  – Monotherapie Methotrexat
  – Monotherapie Ciclosporin
  – Methotrexat + Ciclosporin
- Wirksamkeit (ACR20, CRP siehe Abb. 6.7 u. 6.8)
- Verträglichkeit: kein Unterschied zwischen den Behandlungsgruppen

Das Design dieser zweiphasigen Studie enthält ein Step-down-Vorgehen. Ausgangspunkt sind wiederum Patienten mit aktiver RA, die während einer mindestens 3-monatigen Run-in-Phase nicht ausreichend auf Methotrexat angesprochen hatten. Diese 202 Patienten wurden dann in einer offenen Halbjahresphase mit einer Kombination aus Methotrexat + Ciclosporin behandelt (Phase I). Diejenigen 86 Patienten, die in dieser Phase I ein Ansprechen nach den ACR20-Kriterien zeigten, wurden dann doppelblind randomisiert in drei Gruppen 24 Wochen lang weiterbehandelt: entweder mit der bisherigen Kombinationstherapie oder mit der jeweiligen Monotherapie (also nur mit Ciclosporin oder nur mit Methotrexat) (Phase II) (Tab. 6.3).

Die Ergebnisse dieser Studie sind ein Plädoyer dafür, bei Patienten mit unzureichendem Ansprechen auf Methotrexat kein Step-down-Vorgehen zu versuchen, sondern die primär erfolgreiche Kombination weiterzuführen. In der Phase II der Studie konnten deutliche Unterschiede zugunsten der Kombinationstherapie beobachtet werden. Die Ansprechrate auf die ACR20-Kriterien lag in der Kombinationsgruppe mit 43,8 % weit über den Werten in den Monotherapie-Gruppen, wo Ciclosporin mit 23,1 % etwas bessere Ergebnisse als Methotrexat mit 17,9 % zeigte (Abb. 6.7).

Ähnliches gilt für das C-reaktive Protein, das unter der Kombinationstherapie sowohl nach 24 als auch nach 48 Wochen auf dem gleichen niedrigen Niveau lag und in den Monotherapie-Grup-

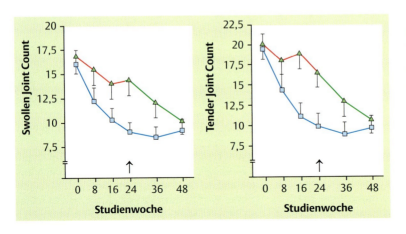

Abb. 6.6 Methotrexat plus Ciclosporin – Extension der Tugwell-Studie mit Wechsel der Plazebogruppe auf Ciclosporin (↑) (Stein et al., 1997).

4 Kombinationstherapien – Substanzen und Studien

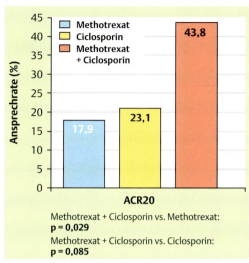

Abb. 6.**7** ACR20-Kriterien (Antoni et al., 2002).

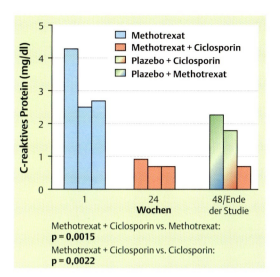

Abb. 6.**8** C-reaktives Protein (Antoni et al., 2002).

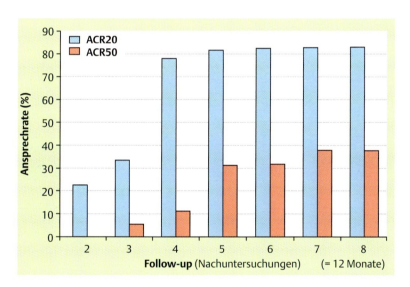

Abb. 6.**9** Ciclosporin + Infliximab – ACR-Kriterien im Laufe der 12-monatigen Studie (Temekonidis et al., 2002).

pen wieder deutlich anstieg, unter Methotrexat noch deutlicher als unter Ciclosporin (Abb. 6.**5**). Die Verträglichkeit in den drei Behandlungsgruppen unterschied sich nicht.

4.2 Weitere Kombinationen mit Ciclosporin

Zur Kombinationstherapie mit Ciclosporin liegen Erfahrungen mit weiteren Kombinationspartnern vor, die jedoch meist in offenen Studien gewonnen wurden (Tab. 6.**4**).

Zu der Kombination aus Ciclosporin und Leflunomid lässt sich derzeit noch nicht viel sagen. Vom Wirkmechanismus her sind die beiden Substanzen nicht unbedingt Partner der ersten Wahl, da die Wirkung beider mehr oder weniger T-Zell-gerichtet ist, wenn auch mit unterschiedlichem Mechanismus. Publizierte Erfahrungen sind bisher nicht verfügbar. Die eigene Anwendungserfahrung betrifft zwei Patienten, die mangels Alternative mit dieser Kombination behandelt wurden. Der eine wendet sie nun schon im zweiten Jahr erfolgreich an. Der andere hat die Therapie wieder beendet, da sie bei ihm nicht stärker als die Monotherapie mit Leflunomid ansprach. Bei beiden traten keine speziellen Toxizitätsprobleme auf.

Tabelle 6.4 Ciclosporin in weiteren Kombinationen

Ciclosporin + Methotrexat oder Hydroxychloroquin (Salaffi et al., 1996)
- offene Studie an 28 Patienten mit RA, je 14 Patienten mit unzureichendem Ansprechen auf Methotrexat- bzw. Hydroxychloroquin-Monotherapie
- Zugabe von Ciclosporin (mittlere Dosis von 3,3 bzw. 3,1 mg/kg/d) über 6 Monate
- Ergebnisse:
  - Methotrexat + Ciclosporin besser als Methotrexat allein
  - Hydroxychloroquin + Ciclosporin besser als Hydroxychloroquin allein
  - Methotrexat + Ciclosporin (9/14 Responder) besser als Hydroxychloroquin + Ciclosporin (6/14 Responder)
- Verträglichkeit: keine nennenswert erhöhte Toxizität der Kombinationen gegenüber den Monotherapien

Ciclosporin + parenterales Gold (Bendix und Bjelle, 1996)
- randomisierte, plazebokontrollierte Studie an 40 Patienten mit RA
- Vergleich der Kombination mit den Einzelsubstanzen über 6 Monate
- Ergebnis: kein eindeutig besserer Effekt der Kombination
- Nachteile:
  - kurze Dauer
  - niedrige mittlere Ciclosporin-Dosis (2,89 mg/kg/d)

Ciclosporin + Sulfasalazin (Rojkovich et al., 1999)
- offene Studie an 45 Patienten mit RA im Frühstadium (< 6 Monate Krankheitsdauer), keine vorherige Basistherapie
- Kombination der beiden Substanzen in der üblichen Dosierung (Sulfasalazin 2 × 1000 mg/d, Ciclosporin 2,5 mg/kg/d)
- Ergebnisse (n = 38): mittlerer DAS (disease activity score) reduziert von 4,9 auf 2,6, Swollen Joint Count und CRP reduziert
- Verträglichkeit: 5 Abbrüche wegen gastrointestinalen Nebenwirkungen, 2 wegen Therapieversagen

Ciclosporin + Infliximab (Temekonidis et al., 2002)
- offene Studie an 18 Patienten mit RA, unzureichendes Ansprechen auf Ciclosporin-Monotherapie
- Ciclosporin (2 mg/kg/d) + Prednison (5 mg/d) + Infliximab (3 mg/kg i. v. zu Beginn, nach 2, 6 und alle 8 Wochen bis zu 12 Monaten)
- Ergebnisse (n = 16): ACR20 und ACR50 (siehe Abb. 6.9), günstige Ergebnisse u. a. hinsichtlich BSG, CRP, Tender und Swollen Joint Count
- Verträglichkeit: 2 Abbrüche (einmal Tuberkulose, einmal Hypersensitivitätsreaktion)

Auch die Ciclosporin-Kombination mit TNF-Blockern erscheint vom Wirkmechanismus her attraktiv. Dazu haben Temekonidis et al. (2002) eine erste offene 1-Jahres-Studie an 18 Patienten mit RA publiziert, die auf eine Ciclosporin-Monotherapie nicht ausreichend angesprochen hatten und daraufhin eine Kombination mit Infliximab erhielten. Zwei Patienten brachen die Therapie ab, einer wegen reaktivierter Tuberkulose und einer wegen einer Hypersensitivitätsreaktion. Die übrigen Patienten komplettierten das vorgesehene Behandlungsjahr mit gutem Erfolg, wie die Ansprechraten der ACR20- und ACR50-Kriterien in Abb. 6.9 zeigen. Auch die übrigen Wirksamkeitsparameter, u. a. BSG, CRP, Tender und Swollen Joint Count, sprachen gut auf diese Kombinationstherapie an. Wegen der offenen Studienbedingungen und der kleinen Fallzahl kann dieses Ergebnis jedoch nur als ein erster Hinweis auf eine neue Therapieoption gewertet werden (Tab. 6.4). Die eigene Anwendungserfahrung zur Kombination von Ciclosporin mit TNF-Blockern betrifft bisher 4 Patienten, von denen je zwei mit einer Etanercept-Ciclosporin- und einer Infliximab-Ciclosporin-Kombination behandelt wurden, weil keine andere Alternative bestand. Bei zwei der Patienten läuft diese Behandlung schon mehr als 2 Jahre ohne große Probleme mit gutem klinischen Erfolg.

5 Um wie viel sind Kombinationen aus DMARD + Biological effektiver als DMARD-Kombinationen?

Diese spannende Frage lässt sich derzeit noch nicht definitiv beantworten. Es gibt dazu bisher keine Studie und möglicherweise wird es Studien mit dieser Fragestellung auch niemals geben. Dennoch erscheint es möglich, sich einer Antwort auf diese Frage ein Stück weit zu nähern. Was sich – zumindest nach dem derzeitigen Stand – sicher einschätzen lässt, ist die Kostensituation, die sich bei den einfachen DMARD-Kombinationen grundlegend anders als bei den Kombinationen aus DMARD + Biological darstellt: Die Tripeltherapie nach O'Dell (Methotrexat + Sulfasalazin + Hydroxychloroquin) verursacht jährliche Kosten für die Substanzen von ca. 1000 Euro, die Kombination aus Methotrexat + Ciclosporin von ca. 5000 Euro und die Kombination aus Infliximab + Methotrexat von ca. 16 000 Euro. Die Kombinationen mit einem Biological unterscheiden sich damit zumindest vom Preis her beachtlich von den DMARD-Kombinationen.

Damit ist jedoch die Frage, um wie viel diese neuen Kombinationen klinisch-therapeutisch effektiver sind, noch nicht beantwortet. Hochberg et al. haben zu dieser Frage mittlerweile schon auf zwei ACR-Kongressen und einem EULAR-Kongress ein interessantes Gedankenspiel in immer etwas erweiterter Form präsentiert. Mit wissenschaftlicher Redlichkeit ist jedoch vorauszuschicken, dass im Rahmen dieses Gedankenspiels im Grunde nicht vergleichbare Ergebnisse verglichen wurden, was umgangssprachlich auch als „Äpfel-und-Birnen-Vergleich" bezeichnet wird. Hochberg et al. (2001) stellten aus vier großen Kombinationsstudien, in denen jeweils Methotrexat mit verschiedenen Partnern – Biological und Nicht-Biological – kombiniert wurde, die ACR20-Ansprechraten der Plazebokombination und der aktiven Kombination zusammen. Daraus bildeten sie den Faktor der Ansprechraten (aktive Kombination geteilt durch Plazebokombination) und die Differenz der Ansprechraten (aktive Kombination minus Plazebokombination). Aus diesen Angaben ermittelten sie zuletzt die Number needed to treat (NNT), die Anzahl der Patienten, die behandelt werden müssen, um den Vorteil der aktiven Kombination bei *einem* Patienten zu realisieren. In den hier verglichenen vier Studien ergab sich zwischen DMARD-Kombinationen und Kombinationen aus DMARD + Biological – mit allen Vorbehalten (siehe oben) – kein besonders großer Unterschied in der Effektivität (Tab. 6.**5**).

Die Abb. 6.**10** zeigt die ACR20-Ansprechraten derselben Studien, ergänzt um die Studie von Cohen et al. (2002) zur Kombination aus Anakinra + Methotrexat. Gegenüber der letztgenannten Kombination, die negativ aus dem Rahmen fällt, schneiden DMARD-Kombinationen sogar besser ab. Den Spitzenwert erreicht jedoch die Kombination mit Etanercept.

In einer weiteren Auswertung dieser Step-up-Zulassungsstudien werden die ACR50- und ACR70-Kriterien betrachtet bzw. die jeweilige NNT, um diese Kriterien nach 6 Monaten Therapie zu erreichen. Auch beim Ansprechen auf die ACR50-Kriterien ist der Unterschied zwischen der Leflunomid-Kombination und den drei Kombinationen mit Biologicals nicht besonders groß, wobei die Anakinra-Kombination wieder negativ auffällt. Erst bei den ACR70-Kriterien fällt die Le-

Tabelle 6.**5** Vergleich verschiedener Kombinationsstudien (Methotrexat + X) bezüglich der Ansprechraten nach 6 Monaten auf die ACR20-Kriterien

	Plazebokombination	aktive Kombination	Verhältnis der Ansprechraten	Differenz der Ansprechraten	Number needed to treat (NNT)
Etanercept (Weinblatt et al., 1999)	27%	71%	2,7	44	2
Infliximab (Maini et al., 1999)	20%	53%	2,6	33	3
Ciclosporin (Tugwell et al., 1995)	16%	48%	2,9	32	3
Leflunomid (Kremer et al., 2002)	20%	46%	2,3	26	4

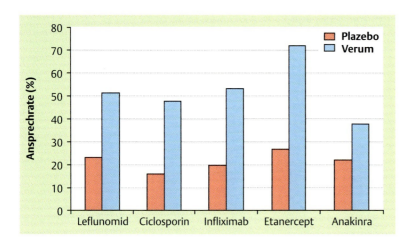

Abb. 6.10 ACR20-Responses im Vergleich.

Tabelle 6.6 Vergleich der Ergebnisse aus Step-up-Zulassungsstudien – Number needed to treat zum Erreichen der ACR-Kriterien nach 6 Monaten

	ACR20	ACR50	ACR70
Anakinra (Cohen et al., 2002)	6	11	25
Etanercept (Weinblatt et al., 1999)	2	3	7
Infliximab (Maini et al., 1999)	3	4	8
Leflunomid (Kremer et al., 2002)	3,5	5	13
Ciclosporin (Tugwell et al., 1995)	3	nicht bestimmt	nicht bestimmt

Tabelle 6.7 Vergleich einiger Basisdaten der Step-up-Studien

	Ciclosporin (Tugwell et al., 1995)	Leflunomid (Kremer et al., 2002)	Infliximab (Maini et al., 1999)	Etanercept (Weinblatt et al., 1999)	Anakinra (Cohen et al., 2002)
mittleres Alter (Jahre)	55,4	55,6	53	48	53
mittlere Krankheitsdauer (Jahre)	11,2	11,6	11	13	7,8
BSG-Baseline (mm)	31,4	33,5	50	25	37
mittlere Methotrexat-Dosis (mg/Woche)	12,5	16,5	16,5	19	17

flunomid-Kombination gegenüber den Kombinationen mit den TNF-Blockern Etanercept und Infliximab zurück. In der Tugwell-Studie wurden die ACR50- und ACR70-Kriterien nicht bestimmt (Tab. 6.6).

Damit die Grundlage dieses streng wissenschaftlich nicht zulässigen Vergleiches zwischen den Ergebnissen verschiedener Studien etwas transparenter wird, ist ein Blick in die Basisdaten dieser Studien erforderlich (Tab. 6.7). Diesbezüglich zeigt vor allem die Etanercept-Studie Besonderheiten, die möglicherweise zu dem besonders guten Therapieerfolg mit einer ACR20-Ansprechrate über 70% beigetragen haben. In dieser Studie wurden im Schnitt jüngere Patienten behandelt, ihr mittlerer BSG-Ausgangswert war mit 25 mm bei weitem am niedrigsten und nur halb so hoch wie bei den Patienten in der Infliximab-Studie.

Hinzu kommt, dass in der Etanercept-Studie die höchste mittlere Methotrexat-Dosis (19 mg/Woche) verwendet wurde. Diese Faktoren dürften zu dem besonders guten Ansprechen beigetragen haben. Bei der Anakinra-Studie wäre allerdings eine ähnliche Argumentation möglich, da hier die Patienten mit der kürzesten mittleren Krankheitsdauer behandelt wurden. Doch trotz dieses positiven Aspektes sind hier die Therapieresultate relativ am schlechtesten.

Insgesamt hat jedoch zu gelten: Vorsicht mit Vergleichen zwischen unterschiedlichen Kollektiven! Dieses „Cave" gilt auch für O'Dell, der in einer großen Übersichtsarbeit aus dem Jahr 2001 die Erfolge der verschiedenen Kombinationstherapien verglichen hat. Die von ihm selbst initiierte Tripeltherapie schnitt bei diesem Vergleich mit einer ACR20-Response von 70% ausgesprochen positiv ab und erreichte im Grunde den selben Wert wie die Etanercept-Kombination mit 71%. Die übrigen Kombinationen lagen mit Werten zwischen 46% und 58% deutlich dahinter. Zu beklagen ist allerdings folgender „Kunstgriff": O'Dell hat in dieser Zusammenstellung die Completer-Analyse der eigenen Tripeltherapie-Studie mit den Intention-to-treat-Analysen der übrigen Studien verglichen, was ein schiefes Bild ergibt.

■ Fazit

Die DMARD-Kombinationstherapie ist heute ein etabliertes und bewährtes Therapieprinzip der RA. Ciclosporin ist ein wichtiger und effektiver Kombinationspartner, der nicht nur mit dem Standardpartner Methotrexat, sondern mit einigen weiteren Substanzen zusammen sicher angewendet werden kann. Die Step-up-Strategie gilt heute als die gebräuchlichste Vorgehensweise beim Kombinieren, während der Wert der Stepdown-Strategie umstritten und letztlich noch unklar ist. Ebenfalls ungeklärt ist, in welchem Maße Kombinationen aus DMARD + Biological den herkömmlichen DMARD-Kombinationen überlegen sind.

Literatur

Antoni C, Alten R, Dyachenko S, Sieper J, Buss B, Rau R, Herborn G, Becker-Capeller D, Botzenhardt U, Ulbricht B, Machein U, Manger B. A double-blind trial to investigate the step-down approach after successful treatment with MTX/Cyclosporine A combination therapy. Ann Rheum Dis 2002; 61 (Suppl 1): 187–188

Bendix G, Bjelle A. Adding low-dose cyclosporin A to parenteral gold therapy in rheumatoid arthritis: a double-blind placebo-controlled study. Br J Rheumatol 1996; 35: 1142–1149

Boers M, Verhoeven AC, van der Linden S. [Combination therapy in early rheumatoid arthritis: the COBRA study.] Ned Tijdschr Geneeskd 1997; 141: 2428–2432

Cohen S, Hurd E, Cush J, Schiff M, Weinblatt ME, Moreland LW, Kremer J, Bear MB, Rich WJ, McCabe D. Treatment of rheumatoid arthritis with anakinra, a recombinant human interleukin-1 receptor antagonist, in combination with methotrexate: results of a twenty-four-week, multicenter, randomized, double-blind, placebo-controlled trial. Arthritis Rheum 2002; 46: 614–624

Felson DT, Anderson JJ, Meenan RF. The efficacy and toxicity of combination therapy in rheumatoid arthritis. A meta-analysis. Arthritis Rheum 1994; 37: 1487–1491

Hochberg MC, Tracy JK, Flores RH. „Stepping-up" from methotrexate: a systematic review of randomised placebo controlled trials in patients with rheumatoid arthritis with an incomplete response to methotrexate. Ann Rheum Dis 2001; 60 (Suppl 3): 51–54

Kremer JM, Genovese MC, Cannon GW, Caldwell JR, Cush JJ, Furst DE, Luggen ME, Keystone E, Weisman MH, Bensen WM, Kaine JL, Ruderman EM, Coleman P, Curtis DL, Kopp EJ, Kantor SM, Waltuck J, Lindsley HB, Markenson JA, Strand V, Crawford B, Fernando I, Simpson K, Bathon JM. Concomitant leflunomide therapy in patients with active rheumatoid arthritis despite stable doses of methotrexate. A randomized, double-blind, placebo-controlled trial. Ann Intern Med 2002; 137: 726–733

Landewe RBM, Boers M, Verhoeven AC, Westhovens R, van de Laar MAFJ, Markusse HM, van Denderen JC, Westedt ML, Peeters AJ, Dijkmans BAC, Jacobs P, Boonen A, van der Heijde DMFM, van der Linden S. COBRA combination therapy in patients with early rheumatoid arthritis. Long-term structural benefits of a brief intervention. Arthritis Rheum 2002; 46: 347–356

Maini R, St Clair EW, Breedveld F, Furst D, Kalden J, Weisman M, Smolen J, Emery P, Harriman G, Feldmann M, Lipsky P. Infliximab (chimeric anti-tumour necrosis factor alpha monoclonal antibody) versus placebo in rheumatoid arthritis patients receiving concomitant methotrexate: a randomised phase III trial. ATTRACT Study Group. Lancet 1999; 354: 1932–1939

Möttönen T, Hannonen P, Leirisalo-Repo M, Nissila M, Kautiainen H, Korpela M, Laasonen L, Julkunen H, Luukkainen R, Vuori K, Paimela L, Blafield H, Hakala M, Ilva K, Yli-Kerttula U, Puolakka K, Jarvinen P, Hakola M, Piirainen H, Ahonen J, Palvimaki I,

Forsberg S, Koota K, Friman C. Comparison of combination therapy with single-drug therapy in early rheumatoid arthritis: a randomised trial. FIN-RACo trial group. Lancet 1999; 353: 1568–1573

O'Dell JR. Combinations of conventional disease-modifying antirheumatic drugs. Rheum Dis Clin North Am 2001; 27: 415–426

Rojkovich B, Hodinka L, Balint G, Szegedi G, Varju T, Tamasi L, Molnar E, Szilagyi M, Szocsik K. Cyclosporin and sulfasalazine combination in the treatment of early rheumatoid arthritis. Scand J Rheumatol 1999; 28: 216–221

Salaffi F, Carotti M, Cervini C. Combination therapy of cyclosporine A with methotrexate or hydroxychloroquine in refractory rheumatoid arthritis. Scand J Rheumatol 1996; 25: 16–23

Stein CM, Pincus T, Yocum D, Tugwell P, Wells G, Gluck O, Kraag G, Torley H, Tesser J, McKendry R, Brooks RH. Combination treatment of severe rheumatoid arthritis with cyclosporine and methotrexate for forty-eight weeks: an open-label extension study. The Methotrexate-Cyclosporine Combination Study Group. Arthritis Rheum 1997; 40: 1843–1851

Temekonidis TI, Georgiadis AN, Alamanos Y, Bougias DV, Voulgari PV, Drosos AA. Infliximab treatment in combination with cyclosporin A in patients with severe refractory rheumatoid arthritis. Ann Rheum Dis 2002; 61: 822–825

Tugwell P, Pincus T, Yocum D, Stein M, Gluck O, Kraag G, McKendry R, Tesser J, Baker P, Wells G. Combination therapy with cyclosporine and methotrexate in severe rheumatoid arthritis. The Methotrexate-Cyclosporine Combination Study Group. N Engl J Med 1995; 333: 137–141

Weinblatt ME, Kremer JM, Bankhurst AD, Bulpitt KJ, Fleischmann RM, Fox RI, Jackson CG, Lange M, Burge DJ. A trial of etanercept, a recombinant tumor necrosis factor receptor, Fc fusion protein, in patients with rheumatoid arthritis receiving methotrexate. N Engl J Med 1999; 340: 253–259

Teil 7
Psoriasis-Arthritis

Hubert Nüßlein

Zur Erweiterung des Krankheitsverständnisses und der therapeutischen Möglichkeiten bei der rheumatoiden Arthritis (RA) haben die großen Studien der letzten Jahre viel beigetragen. Zur Schuppenflechte-Arthritis bzw. Psoriasis-Arthritis (PsA) hat es solche Studien nicht gegeben. Daher ist die Ausgangslage bei dieser interessanten und gar nicht so seltenen rheumatischen Erkrankung anders als bei der RA. Die vorliegenden Ergebnisse zur Ciclosporin-Therapie können im Rahmen dieses Beitrages fast komplett dargestellt werden.

1 Epidemiologie

Die Hauterkrankung Schuppenflechte bzw. Psoriasis betrifft etwa 1–2% der Bevölkerung. Etwa 4–8% dieser Hautkranken haben eine PsA. Demnach liegt die Prävalenz der PsA in der Gesamtbevölkerung bei etwa 0,05–0,1%; jeder tausendste bis zweitausendste Mitbürger ist also daran erkrankt. Die RA kommt etwa 10–20fach häufiger vor.

Das würde bedeuten, dass unter 10–20 Patienten mit rheumatoid-arthritischer Symptomatik 1 Patient mit einer PsA wäre. In der Diagnosestatistik der Kerndokumentation zum ausgewählten Patientengut der Rheumazentren (1999/2000) ist die PsA jedoch mit 8% der Diagnosen vertreten. Damit liegt ihr Anteil im spezialisierten Krankengut weit höher, als nach der Prävalenz zu erwarten wäre. Die Tatsache, dass die PsA nicht leicht zu klassifizieren ist (siehe unten), lässt zudem vermuten, dass ein Teil der Patienten noch in anderen Kategorien, etwa bei den „anderen Spondylarthropathien" oder „anderen Arthritiden", eingeordnet wurde, wodurch die tatsächliche Häufigkeit der PsA im spezialisierten Krankengut sogar noch etwas höher läge. Sehr wahrscheinlich ist aber auch der Effekt zu beachten, dass sich die Patienten mit PsA in den Rheumazentren akkumulieren und dort weit mehr Patienten ankommen, als nach der Bevölkerungsrate zu erwarten wäre.

Die Geschlechtsverteilung bei der PsA ist relativ ausgeglichen. Nach der Literatur haben Frauen häufiger einen peripheren symmetrischen Gelenkbefall und Männer häufiger einen Befall der Wirbelsäule und der Fingerendgelenke.

1.1 Abfolge von Haut- und Gelenkbefall

In den meisten Fällen (70%) ist die Hauterkrankung Psoriasis schon vorhanden, wenn die Gelenke erkranken. Bei etwa 20% der Patienten treten Psoriasis und PsA gleichzeitig auf. Nur bei ungefähr 10% der Patienten geht der Gelenkbefall der Hauterkrankung voraus. Bei einem kleinen Teil der Patienten, der mit etwa 5% beziffert wird, kommt es bei typischer Psoriasis-Arthritis-Symptomatik auch im weiteren Verlauf nicht zu einer Psoriasis der Haut. Diese Verlaufsform wird als „Psoriasis-Arthritis sine Psoriase" bezeichnet (Tab. 7.1).

2 Unterformen

Die von Moll und Wright (1973) definierten Untergruppen der PsA (Tab. 7.2) machen auf den ersten Blick deutlich, wie bunt dieses Krankheitsbild ist. Die Mehrzahl der Patienten (70%) hat zwar eine asymmetrische Oligoarthritis, doch bei einem kleinen Teil der Betroffenen (< 10%) kann die Erkrankung auch nur als Arthritis der Finger- oder Zehenendgelenke (distale Interphalangealgelenke = DIP) auftreten. Noch seltener

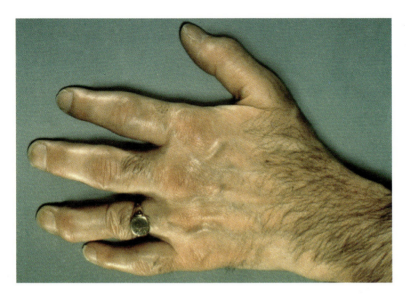

Abb. 7.1 Psoriasis-Arthritis.

Tabelle 7.1 Psoriasis-Arthritis – Abfolge von Haut- und Gelenkbefall

70%	Haut- vor Gelenkbefall
20%	Haut- und Gelenkbefall gleichzeitig
ca. 10%	Gelenk- vor Hautbefall
ca. 5%	im Verlauf nur Gelenkbefall (Psoriasis-Arthritis sine Psoriase)

Tabelle 7.2 Untergruppen der Psoriasis-Arthritis (nach Moll und Wright, 1973)

DIP*-Arthritis Hände und Füße	<10%
asymmetrische Oligoarthritis	70%
Arthritis mutilans	5%
symmetrische seronegative Polyarthritis wie bei RA	15%
Wirbelsäulenbefall mit oder ohne periphere Arthritis (häufig Mischformen)	5%

* distale Interphalangealgelenke

(ca. 5%) handelt es sich um eine mutilierende Arthritis mit Sakroiliitis. Wenn die Wirbelsäule mit ins Spiel kommt, die mit oder ohne periphere Arthritis betroffen sein kann, kann die rheumatologische Differenzialdiagnose zu anderen Spondylarthropathien durchaus kompliziert werden. Bei symmetrischer seronegativer Polyarthritis (ca. 15%) – und fehlender Hauterkrankung – kann auch die Differenzialdiagnose zur RA schwierig

Tabelle 7.3 Diagnosekriterien der Psoriasis-Arthritis (nach Moll und Wright, 1973)

- Arthritis von ≥ 3 Gelenken
- Rheumafaktor negativ
- keine Rheumaknoten
- Psoriasis (Haut oder Nägel)

sein. Häufig werden auch Mischformen der in Tab. 7.2 gelisteten Untergruppen gesehen.

Insgesamt beruht diese Klassifikation der Untergruppen nicht auf echten Klassifikationskriterien. Daraus ergeben sich in der Praxis mehrere Probleme: Bereits genannt wurde die manchmal schwierige Abgrenzung zu anderen Spondylarthropathien und gelegentlich auch zur RA. Schwierig gestaltet sich auch die exakte Definition von Studienkollektiven aus Patienten mit PsA bzw. bestimmten Unterformen.

3 Diagnosekriterien

Die auch heute üblicherweise zur Diagnose der PsA verwendeten Kriterien gehen ebenfalls auf Moll und Wright (1973) zurück. Sie sind erfreulich klar und einfach strukturiert: Danach ist jede Gelenkerkrankung mit mindestens drei betroffenen Gelenken, bei der keine Rheumafaktoren (seronegativ) und keine Rheumaknoten nachweisbar sind, andererseits aber eine Schuppenflechte besteht, entweder an der Haut oder an den Nägeln, eine PsA (Tab. 7.3).

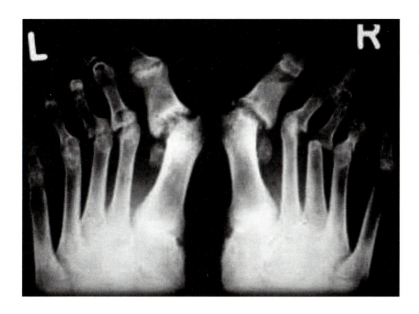

Abb. 7.2 Röntgenbild der Zehen bei Psoriasis-Arthritis (siehe Text).

Tabelle 7.4 Klinik der Psoriasis-Arthritis

- asymmetrische Mon- oder Oligoarthritis
- Strahlbefall (Daktylitis)
- Transversalbefall
- Fersenschmerz
- Kreuzschmerz (nächtlich, tief)

4 Klinik

Die PsA ist in der Mehrzahl der Fälle durch eine asymmetrische Oligoarthritis, häufig mit Strahlbefall (Daktylitis bzw. „Wurstfinger" oder „Wurstzehe") oder Transversalbefall, gekennzeichnet. Ein Teil der Patienten hat eine symmetrische Polyarthritis wie bei einer RA. Außerdem kann die typische Symptomatik der Spondylarthropathie mit Fersenschmerz und tiefem, nächtlichen Kreuzschmerz auftreten (Tab. 7.4).

5 Diagnose und Differenzialdiagnose

Da die Röntgenzeichen der PsA relativ charakteristisch sind, trägt die Radiologie mehr zur Diagnose dieser Erkrankung bei als die genannten Diagnosekriterien und das vielgestaltige klinische Bild. Kennzeichnend für die PsA sind ein Nebeneinander von Knochenabbau (Erosionen) und periostalem Knochenanbau (Protuberanzen), außerdem eine entzündliche Reaktion am Knochen (Periostitis), Osteolysen, häufig an den Akren (Akroosteolysen), sowie Ankylosen und Mutilationen, wie sie bei der RA praktisch nie vorkommen. Diese Elemente der Röntgenmorphologie der PsA ermöglichen oft eine zweifelsfreie Diagnose. Die Abb. 7.2 zeigt das Röntgenbild der Zehen eines Patienten mit fortgeschrittener PsA mit mutilierenden Veränderungen, Knochenanbauten, Osteolysen, Ankylosen und Subluxationen.

An der Wirbelsäule weist die Ausbildung von Parasyndesmophyten, die sich deutlich von Syndesmophyten oder Osteophyten unterscheiden, auf eine PsA hin und ermöglicht die radiologische Differenzialdiagnose zum Morbus Bechterew oder zur spondylotischen Abstützungsreaktion.

Auch klinische Aspekte des Patienten, etwa der Strahlbefall, die klassischen Teleskop-Finger bzw. -Zehen oder Mutilationen, ergeben mehr oder weniger stringente Hinweise auf das Vorliegen einer PsA, vor allem in Verbindung mit Seronegativität. Grundsätzlich aber können solche Gelenkveränderungen in seltenen Fällen auch bei der RA vorkommen.

Eine weitere Schwierigkeit bei der PsA besteht darin, dass oft keine systemischen Entzündungszeichen vorliegen, so dass sich die Krankheitsaktivität serologisch nur schwer oder gar nicht einschätzen lässt.

6 Prognose

Die Prognose der PsA wurde in einem größeren Patientengut untersucht (Gladman, 2002). Dabei ergab sich, dass etwa 20% der Patienten eine schwere destruierende Arthritis entwickeln, wobei der langfristige Erfolg einer Basistherapie unklar ist. Die Frage, ob die radiologische Progression bei der PsA schneller, genauso schnell oder langsamer als bei der RA verläuft, konnte bisher nicht schlüssig beantwortet werden. Aktuelle Ergebnisse zweier Studiengruppen sind in dieser Beziehung sehr widersprüchlich (Gladman, 2002). Angesichts der schweren Mutilationen und sonstigen Röntgenveränderungen bei der PsA würde man zwar annehmen, dass die radiologische Progression hier anders und schneller verläuft als bei der RA, die Studienergebnisse unterstützen diese Annahme aber nicht einhellig.

Eine andere wichtige Frage ist dagegen geklärt: Ähnlich wie Patienten mit RA haben auch Patienten mit PsA eine geringere Lebenserwartung als die allgemeine Bevölkerung. Die Gründe dafür sind, wie auch bei der RA, wahrscheinlich vielfältig.

Gladman et al. (2001) haben den aktuellen Zustand und mittelfristigen Verlauf von 514 Patienten mit PsA untersucht. 69 Patienten (13% von allen) befanden sich aktuell in Remission; bei ihnen war seit mindestens einem Jahr kein Gelenk mehr aktiv. 20 dieser 69 Patienten hatten keine Basistherapie. Von diesen wiesen 6 überhaupt keine radiologischen Destruktionen auf. 36 entwickelten im Laufe der folgenden 2,5 Jahre wieder ein Rezidiv. 178 Patienten (35% von allen) blieben in der Beobachtungszeit ständig aktiv. Der Großteil der Patienten erlebte einen wechselnden Verlauf, erreichte aber im Laufe der Beobachtung nie eine vollständige Remission.

Viele der Patienten mit PsA leiden im Übrigen mehr unter ihrer Schuppenflechte als unter ihrer Gelenkerkrankung.

7 Therapie

7.1 Grundsätzliche Überlegungen

In den meisten Lehrbüchern wird noch empfohlen, eine PsA mit niedriger Aktivität mit NSAR zu behandeln. Allerdings ist bei der PsA zu berücksichtigen, dass auch bei niedriger Aktivität kurz nach Diagnosestellung oder im weiteren Verlauf unklar ist, wie sich die Erkrankung weiter entwickeln wird. Bei der RA wird heute der frühe Einsatz von DMARD gefordert. Nach eigener Einschätzung dürfte dieses Vorgehen auch bei der PsA adäquat sein.

Tabelle 7.5 Psoriasis-Arthritis – grundsätzliche Überlegungen zur Therapie

- NSAR bei geringer Aktivität?
- Kortikosteroide: cave Haut!
- Basistherapie bei aktiver Arthritis
- Basistherapie auch bei Wirbelsäulenbeteiligung?
- Lokaltherapie bei Oligoarthritis oder besonderer Aktivität an einem großen Gelenk
- *ein* Medikament für Gelenke und Haut?

Die Anwendung von Kortikosteroiden bei der PsA ist umstritten. Bezüglich der Arthritis zeigen sie meistens keine ausgeprägte Wirkung, können aber bei Reduktion zu einer schlagartigen Verschlechterung des Hautzustandes führen. Kortikosteroide werden daher in dieser Indikation nur selten und vorsichtig eingesetzt.

Bei aktiver PsA ist eine Basistherapie angezeigt, wahrscheinlich auch schon bei relativ niedriger Aktivität. Die Wirbelsäulen-Beteiligung spricht allerdings auf die herkömmliche Basistherapie kaum an.

Wenn es sich um eine Oligoarthritis handelt oder wenn ein großes Gelenk in besonderem Maße betroffen ist, bietet sich eine intraartikuläre Lokaltherapie an, die für den Patienten oft eine gute Lösung darstellt.

Bei dieser Erkrankung, die fast immer die Gelenke *und* die Haut betrifft, ist es sicherlich von Vorteil, wenn das eingesetzte Medikament sowohl an den Gelenken als auch an der Haut wirksam ist, wie es z.B. bei Ciclosporin der Fall ist (Tab. 7.**5**).

7.2 Zulassungsstatus

Der Zulassungsstatus in Deutschland für die gebräuchlichsten Basistherapeutika und Immunsuppressiva zur Therapie der RA und der PsA ist Tab. 7.**6** zu entnehmen. Zur Therapie der RA sind alle dort angeführten Wirkstoffe zugelassen, zur Therapie der PsA nur Gold i.m., Methotrexat und seit kurzem Etanercept. Ciclosporin hat zwar keine Zulassung für die PsA, aber für die Hauterkrankung Psoriasis.

Tabelle 7.6 Zulassungsstatus in Deutschland für Medikamente zur Therapie der rheumatoiden Arthritis und der Psoriasis-Arthritis (Stand 2/2003)

Wirkstoff	rheumatoide Arthritis	Psoriasis-Arthritis
Hydroxychloroquin/ Chloroquin	ja	nein
Sulfasalazin	ja	nein
Gold i. m.	ja	ja
Azathioprin	ja	nein
Methotrexat	ja	ja
Ciclosporin	ja	nein*
Leflunomid	ja	nein
Etanercept	ja	ja
Infliximab + Methotrexat	ja	nein
Anakinra + Methotrexat	ja	nein

* zugelassen für die Hautkrankheit Psoriasis

7.3 Überblick zur Studienlage

Therapiestudien zur PsA sind nicht in großer Zahl vorhanden. Studien von der Qualität, wie sie seit einigen Jahren zur Behandlung der RA durchgeführt werden, sind bei der PsA erst in allerjüngster Zeit unternommen worden. Zur Therapie der PsA mit Methotrexat sind seit 1964 drei kleinere Studien (Abs. 7.4) und zur Therapie mit Sulfasalazin seit 1990 sechs kleinere Studien erschienen (Abs. 7.7). Die Ergebnisse der im letzten Jahr durchgeführten Leflunomid-Studie bei PsA von Kaltwasser et al. (EULAR-Abstract, 2003) sind noch nicht publiziert. Zur Therapie mit Etanercept und mit Infliximab liegt jeweils eine Studie vor. Die Arbeit von Mease et al. (2000), die zur Zulassung von Etanercept in dieser Indikation geführt hat, sowie die Ergebnisse zu Infliximab, die unter Erlanger Leitung in einer Multizenterstudie gewonnen wurden (Antoni et al., 2002), werden in Abschnitt 7.8 vorgestellt.

Zur Therapie der PsA mit Ciclosporin sind seit 1990 sechs kleinere Studien veröffentlicht worden, die in Abschnitt 7.5 vorgestellt werden. Kleinere Studien wurden auch zu Azathioprin, D-Penicillamin und Gold i.m. (Abs. 7.6) publiziert (Tab. 7.7).

Tabelle 7.7 Publizierte Studien zur Behandlung der Psoriasis-Arthritis

Wirkstoff	Autor, Jahr	Wirksamkeit
Methotrexat	Spadaro et al., 1995	(+)
	Willkens et al., 1984	(+)
	Black et al., 1964	(+)
	Lacaille et al., 2000	(+)
Ciclosporin	Salvarani et al., 2001	(+)
	Mahrle et al., 1996	(+)
	Porzio et al., 1996	(+)
	Spadaro et al., 1995	(+)
	Mazzanti et al., 1994	(+)
	Steinsson et al., 1990	(+)
Gold i. m., oral	Palit et al., 1990	(+)
	Lacaille et al., 2000	(+)
Sulfasalazin	Salvarani et al., 2001	(+)
	Clegg et al., 1996	(+)
	Combe et al., 1996	(+*)
	Dougados et al., 1995	(+)
	Fraser et al., 1993	(+)
	Farr et al., 1990	(+)
Azathioprin	Lee et al., 2001	(+)
	Levy et al., 1972	(+)
D-Penicillamin	Price und Gibson, 1986	(+)
Leflunomid	Kaltwasser et al., EULAR 2003	+
Infliximab	Antoni et al., 2002	+
Etanercept	Mease et al., 2000	+

+ nachgewiesene Wirksamkeit
(+) nachgewiesene Wirksamkeit in kleinerer klinischer Studie
* nur Schmerzen

7.4 Methotrexat

Methotrexat gilt auch bei der PsA als Basistherapeutikum der Wahl. Nach der Studienlage erscheint es jedoch etwas rätselhaft, wie Methotrexat diese Position bei der PsA erreichen konnte. Möglicherweise wurde vielfach einfach das Behandlungskonzept der RA auf die PsA übertragen. Die Studie von Spadaro et al. (1995), in der Methotrexat mit Ciclosporin verglichen wurde, und die Studie von Mazzanti et al. (1994), in der die beiden genannten Wirkstoffe kombiniert wurden, werden im Abschnitt 7.5 vorgestellt.

In der Studie von Willkens et al. (1984) wurden 37 Patienten randomisiert, doppelblind und plazebokontrolliert über 12 Wochen mit oralem Methotrexat in einer Dosis von 7,5–15 mg/Woche oder Plazebo behandelt. Die Teilnehmer mussten sowohl eine Psoriasis als auch eine PsA an mehr als drei Gelenken über mehr als 6 Monate aufweisen. Sie durften auf NSAR nicht ausreichend angesprochen und zuvor keine DMARD oder Steroide und auch keine UV-Therapie an der Haut erhalten haben.

Ergebnis dieser Vierteljahresstudie mit aus heutiger Sicht recht niedriger Methotrexat-Dosierung war, dass orales Methotrexat in der angewendeten Dosierung zur Therapie der PsA unzulänglich ist. Nur in der Arzteinschätzung wurde eine statistisch signifikante Besserung erreicht. An der Haut wurde eine Verminderung der befallenen Oberfläche konstatiert, aber keine signifikante Veränderung der Schuppung, der Indurationen und Ödeme. Insgesamt also kein umwerfendes Ergebnis für Methotrexat, das dennoch für die Indikation PsA zugelassen ist.

Eine retrospektive Langzeitstudie zeigt ein Ansprechen auf Methotrexat, definiert als mindestens 50%ige Reduktion der Anzahl geschwollener oder druckschmerzhafter Gelenke, bei 25 von 43 (58%) der Patienten (Lacaille et al., 2000).

7.5 Ciclosporin

Die Untersuchung von Ciclosporin als einer möglichen Option zur Therapie der PsA begann mit der offenen Pilotstudie von Steinsson et al. (1990). Mit dieser Studie an nur 8 Patienten mit schwerer PsA sollte vermutlich zunächst nur ermittelt werden, ob diese Indikation überhaupt als therapeutisches Ziel für Ciclosporin infrage kommt. Fünf der 8 Patienten wiesen einen ausgeprägten Hautbefall von mehr als 20% ihrer Hautoberfläche auf. Alle Teilnehmer waren erfolglos mit Methotrexat vorbehandelt. Die Therapieergebnisse waren sehr vielversprechend: Ciclosporin in einer Dosis von 3–5 mg/kg/d erwies sich bei 7 der 8 Patienten bereits nach 2 Monaten als sehr effektiv nach allen untersuchten Parametern (Ritchie-Index, Schmerzscore, Morgensteifigkeit, BSG, CRP, Arzteinschätzung). Hinzu kam, was andere Medikamente nicht gezeigt hatten, eine hochgradige Verbesserung der Hautveränderungen um 70–82% (Tab. 7.**8**). Bei der Psoriasis gilt Ciclosporin derzeit als sehr wirksame systemische Behandlungsform.

In der offenen, 6-monatigen Studie von Mahrle et al. (1996) an 55 Patienten mit PsA wurde mit 2,7 mg/kg/d Ciclosporin bereits eine deutlich niedrigere mittlere Dosis als in der Pilotstudie angewendet. Auch hier erwies sich Ciclosporin als sehr effektiv bezüglich der Schmerzlinderung, Morgensteifigkeit, des Ritchie-Indexes, der Anzahl schmerzhafter und geschwollener Gelenke, des CRP und der Arzteinschätzung. Insgesamt ergab sich eine etwa 50%ige Verminderung der Gelenkbeschwerden nach einem halben Jahr und eine ähnlich starke Besserung der Hautläsionen, allerdings bereits nach 5–6 Wochen (Tab. 7.**8**). Diese schnelle Besserung der Psoriasis ermöglicht die in der Dermatologie heute allgemein übliche Stoßtherapie bzw. Kurzzeit-Intervalltherapie mit Ciclosporin.

In der offenen Langzeitstudie von Porzio et al. (1996) wurden 23 Patienten mit einer symmetrischen, RA-ähnlichen PsA mit 3 mg/kg/d Ciclosporin über 2 Jahre behandelt. 20 Patienten schlossen die Studie ab, drei beendeten sie vorzeitig wegen eines Kreatinin-Anstiegs. Ciclosporin zeigte wiederum seine Effektivität nach den untersuchten Kriterien (Ritchie-Index, BSG, CRP) und ermöglichte außerdem eine Reduktion des Steroidbedarfs (Tab. 7.**8**). Damit hatte Ciclosporin seine Wirksamkeit bei PsA in drei offenen Studien bewiesen.

Über den ersten Therapievergleich mit Ciclosporin bei PsA berichteten Spadaro et al. (1995): 54 Patienten wurden 6 Monate lang entweder mit relativ niedrig dosiertem Methotrexat (7,5 mg/Woche) oder mit Ciclosporin (3–5 mg/kg/d) behandelt. Am Ende der Studie waren 42 der 54 Patienten auswertbar, 14 von 17 aus der Ciclosporin- und 28 von 37 aus der Methotrexat-Gruppe. Beide Therapien erwiesen sich als gleich effektiv hinsichtlich der Kriterien Ritchie-Index, Schmerzscore, Morgensteifigkeit und CRP, während die BSG nur unter Methotrexat ansprach (Tab. 7.**8**). Dieses Ergebnis steht in einem gewissen Widerspruch zur Methotrexat-Studie von Willkens et al. (1984) (siehe Abs. 7.4).

In der einzigen Kombinationsstudie mit Ciclosporin bei PsA untersuchten Mazzanti et al. (1994) die Wirksamkeit einer Kombination aus Methotrexat und Ciclosporin über 6 Monate. Die 8 Patienten mit schwerer PsA, die – zum Teil auch mit Methotrexat oder Ciclosporin allein – erfolglos vorbehandelt waren, erhielten eine Kombination aus Methotrexat 10–15 mg/Woche und Ciclosporin 3–5 mg/kg/d. Darauf sprachen 7 Patienten nach den in Tab. 7.**8** genannten Parame-

Tabelle 7.8 Studien mit Ciclosporin bei Psoriasis-Arthritis

Steinsson et al., 1990
- offene Pilotstudie; 8 Patienten mit schwerer PsA (> 20 % Hautbefall bei 5 Patienten), erfolglos vorbehandelt mit Methotrexat
- 3 – 5 mg/kg/d Ciclosporin
- Ciclosporin effektiv bereits nach 2 Monaten bei 7/8 Patienten:
  - Ritchie-Index
  - Schmerzscore
  - Morgensteifigkeit
  - BSG und CRP
  - Arzteinschätzung
- Besserung der Hautläsionen um 70 – 82 %

Mahrle et al., 1996
- offene Studie; 55 Patienten mit PsA
- mittlere Ciclosporin-Dosis von 2,7 mg/kg/d über 6 Monate
- Ciclosporin effektiv:
  - Schmerzscore
  - Morgensteifigkeit
  - schmerzhafte Gelenke
  - geschwollene Gelenke
  - Ritchie-Index
  - CRP
  - Arzteinschätzung
- Verminderung der Gelenkbeschwerden nach 24 Wochen um 50 %
- Besserung der Hautläsionen nach 5 – 6 Wochen um 50 %

Porzio et al., 1996
- offene Langzeitstudie; 23 Patienten mit symmetrischer, RA-ähnlicher PsA
- 3 mg/kg/d Ciclosporin über 2 Jahre
- 20 Patienten beenden die Studie, 3 brechen sie ab wegen Serumkreatinin-Anstieg
- Ciclosporin effektiv:
  - Ritchie-Index
  - BSG und CRP
  - Steroidreduktion

Spadaro et al., 1995
- Vergleichsstudie; 54 Patienten mit PsA
- 3 – 5 mg/kg/d Ciclosporin vs. 7,5 mg/Woche Methotrexat über 6 Monate
- 14 von 17 Patienten unter Ciclosporin, 28 von 37 unter Methotrexat auswertbar
- Ciclosporin und Methotrexat gleich effektiv:
  - Schmerzscore
  - Morgensteifigkeit
  - Ritchie-Index
  - CRP
  - BSG (nur in der Methotrexat-Gruppe)

Tabelle 7.8 *Fortsetzung*

Mazzanti et al., 1994
- Kombinationsstudie; 8 Patienten mit schwerer PsA, alle erfolglos vorbehandelt (5 auch mit Ciclosporin oder Methotrexat allein)
- 10 – 15 mg/Woche Methotrexat + 3 – 5 mg/kg/d Ciclosporin über 6 Monate
- Ciclosporin + Methotrexat effektiv bei 7/8 Patienten:
  - Schmerzscore
  - Morgensteifigkeit
  - Ritchie-Index
  - BSG und CRP
- Langzeiterfolg bis zu 32 Monaten bei 5 Patienten

Salvarani et al., 2001
- offene prospektive Vergleichsstudie; 99 Patienten mit PsA
- alle Patienten: symptomatische Therapie mit NSAR plus ≤ 5 mg/d Kortikosteroiden
- 3 Gruppen:
  - nur diese symptomatische Therapie vs.
  - zusätzlich 3 – 5 mg/kg/d Ciclosporin vs.
  - zusätzlich 2 g/d Sulfasalazin
- Ciclosporin vs. rein symptomatische Therapie signifikant effektiver:
  - Schmerzen
  - schmerzhafte und geschwollene Gelenke
  - ACR50- und ACR70-Kriterien
  - Spondylitis-Funktions-Index
  - CRP
  - Patienten- und Arzteinschätzung
  - PASI
- Sulfasalazin vs. rein symptomatische Therapie signifikant effektiver:
  - Spondylitis-Funktions-Index
  - BSG
- Ciclosporin vs. Sulfasalazin signifikant effektiver:
  - ACR70-Kriterien

tern an. Bei 5 Patienten blieb der Therapieerfolg im Follow-up bis zu 32 Monaten erhalten.

Den Abschluss der bisherigen Ciclosporin-Evaluation bei PsA bildet die offene, prospektive Vergleichsstudie zwischen Ciclosporin und Sulfasalazin an 99 Patienten von Salvarani et al. (2001). Die Patienten wurden drei Therapiegruppen zugeordnet und 6 Monate lang behandelt: Alle hatten eine symptomatische Therapie mit NSAR plus maximal 5 mg/d Kortikosteroiden.

Eine Gruppe erhielt nur diese Therapie. Die zweite Gruppe erhielt zusätzlich Sulfasalazin (2 g/d) und die dritte Ciclosporin (3–5 mg/kg/d). Die Zugabe von Ciclosporin ergab eine signifikant bessere Wirkung gegenüber der rein symptomatischen Therapie in den folgenden Parametern: Schmerzen, schmerzhafte und geschwollene Gelenke, ACR50-, ACR70-Kriterien, CRP, Patienten- und Arzteinschätzung, außerdem im Spondylitis-Funktions-Index (was auf eine Wirksamkeit von Ciclosporin an der Wirbelsäule hinweist) und im PASI (Psoriasis Area and Severity Index). Die Zugabe von Sulfasalazin ergab einen signifikanten Vorteil gegenüber der rein symptomatischen Therapie nur beim Spondylitis-Funktions-Index und bei der BSG. Der Vergleich zwischen Ciclosporin und Sulfasalazin ergab nur beim Ansprechen auf die ACR70-Kriterien einen signifikanten Vorsprung für Ciclosporin (Tab. 7.**8**). Insgesamt lag der Sulfasalazin-Effekt in dieser Studie etwa in der Mitte zwischen Plazebo bzw. rein symptomatischer Behandlung und Ciclosporin, so dass in beide Richtungen jeweils kaum eine signifikante Differenz entstand.

! Im Rahmen der vorhandenen Studienresultate schneidet Ciclosporin recht gut ab. Doch auch zur Anwendung von Ciclosporin bei der PsA fehlt noch eine große Studie, die nach den heute gültigen Kriterien gemacht ist. Aufgrund der vorliegenden Datenlage aber müsste Ciclosporin fast als Medikament der ersten Wahl bei PsA gelten, da es auch noch an der Haut sehr wirksam ist. Der Vorteil von Ciclosporin gegenüber Methotrexat überrascht, weil er den Therapiegepflogenheiten widerspricht.

7.6 Gold i. m.

Die Wirksamkeit von Goldpräparaten bei der PsA wurde von Palit et al. (1990) an 82 Patienten in einer plazebokontrollierten, dreiarmigen Studie untersucht. Die Patienten erhielten entweder orales oder i. m. Gold oder Plazebo. Intramuskuläres Gold wies bezüglich des Ritchie-Indexes (Druckschmerzhaftigkeit von Gelenken), der Gelenkschmerzen und der BSG Vorteile gegenüber Plazebo auf, während orales Gold nicht wirksamer als Plazebo war.

In einer neueren, jedoch retrospektiven Studie verglichen Lacaille et al. (2000) i. m. Gold mit Methotrexat. Gold bewirkte in 35 % ein gutes klinisches Ansprechen, jedoch brachen innerhalb von 5 Jahren 81 % der Patienten die Therapie ab, die meisten wegen Wirkungsverlusten oder Nebenwirkungen.

7.7 Sulfasalazin

Zur Sulfasalazin-Behandlung der PsA liegen mehrere Studien vor (Tab. 7.**7**). In der Untersuchung von Clegg et al. (1996) wurden immerhin 221 Patienten 9 Monate lang entweder mit Sulfasalazin (2 g/d) oder Plazebo behandelt. Dabei ergab sich ein signifikanter Vorteil für Sulfasalazin. Allerdings lag der therapeutische Gesamteffekt unter Plazebo bereits bei 45 %, so dass der Sulfasalazin-Wert von 58 % zwar einen signifikanten, aber wenig eindrucksvollen Unterschied markierte. Die größten Verbesserungen unter Sulfasalazin ergaben sich in der globalen Patienteneinschätzung und bei der BSG. In einigen anderen Parametern, wie z. B. beim Schmerzscore und beim Ritchie-Index, gab es keine Verbesserungen unter Sulfasalazin, das auch die Hauterkrankung nicht beeinflusste.

Auch in den Studien von Farr et al. (1990) und Combe et al. (1996) wurden 2 g/d Sulfasalazin gegen Plazebo getestet. In der Arbeit von Farr et al. an 30 Patienten mit PsA besserte sich die Arthritis bereits nach 1 Monat. Die Besserung hielt auch nach 6 Monaten noch an, während die Psoriasis nicht beeinflusst wurde. In der Studie von Combe et al. an 117 Patienten mit PsA war Sulfasalazin nur in der Schmerzlinderung signifikant wirksamer als Plazebo, aber in keinem weiteren Parameter. Nach den bisherigen Studienresultaten kann Sulfasalazin nicht als besonders wirksames Therapeutikum bei PsA gelten. Das ergab auch die Vergleichsstudie mit Ciclosporin (Salvarani et al., 2001), die in Abschnitt 7.5 erläutert wird.

7.8 Biologicals

Die vorgestellten Studien zu den klassischen DMARD bilden die Grundlage der heute üblichen Therapie der PsA. Inzwischen hat sich aber nicht nur das Angebot der möglichen therapeutischen Wirkstoffe, sondern auch das Studiendesign in dieser Indikation weiterentwickelt. Beides soll anhand der Studie von Mease et al. (2000) zur Etanercept-Therapie bei PsA erläutert werden.

Die Etanercept-Studie wurde doppelblind, randomisiert, plazebokontrolliert und multizentrisch (17 Zentren) an 205 Patienten mit PsA durchgeführt (Gottlieb et al., EULAR 2002). Sie erhielten zu ihrer laufenden Therapie entweder

Tabelle 7.9 Psoriasis-Arthritis-Response-Kriterien (PsARC) (nach Clegg, 1996)

- Zahl der druckschmerzhaften Gelenke (76 Gelenke, Veränderung ≥ 30%)
- Zahl der geschwollenen Gelenke (74 Gelenke, Veränderung ≥ 30%)
- globales Arzturteil (Veränderung ≥ 1 von Score 0–5)
- globales Patientenurteil (Veränderung ≥ 1 von Score 0–5)
- → Verbesserung bei ≥ 2 dieser 4 Kriterien, davon mindestens 1 Gelenkkriterium
- → Verschlechterung bei keinem der Kriterien

Tabelle 7.10 Für die Psoriasis-Arthritis modifizierte ACR20-Responder-Kriterien

≥ 20% Verbesserung in:
- Zahl schmerzhafter Gelenke (76 Gelenke)
- Zahl geschwollener Gelenke (74 Gelenke)
- mindestens 3 von 5 Funktionsparametern:
  - Arzturteil
  - Patientenurteil
  - Schmerz (VAS)
  - Funktionsparameter (HAQ)
  - CRP

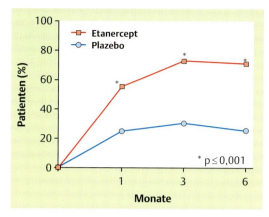

Abb. 7.**3** PsARC-Ansprechen in der Etanercept-Studie (Gottlieb et al., EULAR 2002).

Plazebo oder Etanercept (2 × 25 mg s.c./Woche) dazu. Das Durchschnittsalter der Patienten war (zuerst immer Plazebogruppe) 47 bzw. 48 Jahre, der Männeranteil betrug 45% bzw. 57% und die PsA bestand seit 6,4 bzw. 7,1 Jahren. Die laufende Therapie der Patienten während der 6-monatigen Studie bestand aus NSAR (bei 83% bzw. 88%), Kortikosteroiden (15% bzw. 19%) und/oder Methotrexat (49% bzw. 45%).

Bevor die Ergebnisse betrachtet werden, müssen die in dieser Studie verwendeten neuen Kriterien zur Bewertung des Therapieeffektes bei der PsA kurz erläutert werden. Die vom ACR initiierten Psoriasis Arthritis Response Criteria (PsARC) umfassen die in Tab. 7.**9** näher charakterisierten vier Kriterien: Zahl der druckschmerzhaften Gelenke, Zahl der geschwollenen Gelenke, globales Arzturteil und globales Patientenurteil. Ein Ansprechen ist nur dann zu konstatieren, wenn mindestens zwei dieser vier Kriterien, davon wenigstens ein Gelenkkriterium, sich verbessern und keines sich verschlechtert.

Außerdem wurden für die PsA modifizierte ACR20-Responder-Kriterien entwickelt, die im Einzelnen in Tab. 7.**10** aufgeführt sind.

Nun zu den Resultaten der Etanercept-Studie von Gottlieb et al.: Die Ansprechraten für Etanercept am Ende der 6-monatigen Studie nach den ACR20- (50%), ACR50- (37%) und ACR70-Kriterien (9%) sind den entsprechenden Raten in der Plazebogruppe (13%, 4%, 1%) signifikant überlegen. Die Abb. 7.**3** stellt das signifikant überlegene Ansprechen unter Etanercept nach den PsARC dar.

Ob es den Patienten unter der Therapie insgesamt besser oder schlechter geht, ihre Lebensqualität also, steht heute stärker im Fokus des Interesses als früher und wird in Therapiestudien häufig mit dem Instrument des Health Assessment Questionnaire (HAQ) erhoben. Durch die Etanercept-Therapie verbesserten sich die HAQ-Werte um etwa 60%, während die Plazebotherapie keine Veränderung bewirkte

Der Hautzustand der Patienten bzw. ihr PASI verbesserte sich in der Etanercept-Gruppe median um 47% und in der Plazebogruppe um 9%. Bei fast einem Drittel der Patienten in der Etanercept-Gruppe verbesserte sich der PASI sogar um 75%.

Einen guten Vergleich mit der Etanercept-Studie ermöglicht die von Erlangen aus initiierte IMPACT-Studie (Infliximab bei Psoriasis-Arthritis) von Antoni et al. (2002, EULAR 2003), eine doppelblinde, plazebokontrollierte 54-wöchige Multizenterstudie an 102 Patienten mit PsA, die entweder 5 mg/kg Infliximab in den Wochen 0, 2 und 6 und individuell dosiert ab Woche 10 als Infusion oder ein entsprechendes Plazebo erhielten. Am Ende wurden die ACR20-Kriterien von 70,6 % der mit Infliximab behandelten Patienten erreicht, aber nur von 9,8 % der mit Plazebo behandelten. In der Verumgruppe sprachen 52,9 % auf die ACR50- und 25,5 % auf die ACR70-Kriterien an, die kein Patient unter Plazebo erreichte. Die Ansprechraten von Infliximab in der IMPACT-Studie übertreffen sogar noch die unter Etanercept (50 %, 37 %, 9 %). Auch vom Hautbefund her scheint Infliximab noch wirksamer zu sein als Etanercept, da der PASI bei 80,9 % der Verumpatienten gebessert war, bei 70 % sogar um mehr als 75 %.

■ Fazit

Die PsA ist vielleicht zehnfach seltener als die RA und bei weitem noch nicht so gut untersucht wie diese. Immer noch gibt es Schwierigkeiten bei der Klassifikation der PsA. Die Studienbasis für die therapeutische Praxis ist relativ gering. Methotrexat, das Standard-Basistherapeutikum auch bei der PsA, muss anhand der Studiendaten kritisch hinterfragt werden. Ciclosporin hat an den Gelenken zumindest eine gleich gute Effektivität wie Methotrexat gezeigt, bei weit besserer Wirksamkeit an der Haut, wo es zur Therapie der Psoriasis zugelassen ist. Die Fortschritte beim Studiendesign aus den letzten Jahren sind ähnlich erfreulich wie die Wirksamkeit der Biologicals Etanercept und Infliximab.

Literatur

Antoni C, Dechant C, Hanns-Martin Lorenz PD, Wendler J, Ogilvie A, Lüftl M, Kalden-Nemeth D, Kalden JR, Manger B. Open-label study of infliximab treatment for psoriatic arthritis: clinical and magnetic resonance imaging measurements of reduction of inflammation. Arthritis Rheum 2002; 47: 506–512

Antoni CE, Kavanaugh A, Kirkham B, Burmester G, Manger B, Tutuncu Z, Schneider U, Ebner W, Wassenberg S, Furst D, Molitor J, Weisman M, Wallace D, Keystone E, Kalden JR, Smolen J. The infliximab multinational psoriatic arthritis controlled trial (IMPACT): substantial efficacy on synovitis and psoriatic lesions with or without concomitant DMARD therapy. Ann Rheum Dis 2003; 62: 90 (EULAR-abstract OP0082)

Black RL, O'Brien WM, Van Scott EJ et al. Methotrexate therapy in psoriatic arthritis: double blind study on 21 patients. JAMA 1964; 189; 743–747

Clegg DO, Reda DJ, Mejias E, Cannon GW, Weisman MH, Taylor T, Budiman-Mak E, Blackburn WD, Vasey FB, Mahowald ML, Cush JJ, Schumacher HR Jr, Silverman SL, Alepa FP, Luggen ME, Cohen MR, Makkena R, Haakenson CM, Ward RH, Manaster BJ, Anderson RJ, Ward JR, Henderson WG. Comparison of sulfasalazine and placebo in the treatment of psoriatic arthritis. A Department of Veterans Affairs Cooperative Study. Arthritis Rheum 1996; 39: 2013–2020

Combe B, Goupille P, Kuntz JL, Tebib J, Liote F, Bregeon C. Sulphasalazine in psoriatic arthritis: a randomized, multicentre, placebo-controlled study. Br J Rheumatol 1996; 35: 664–668

Dougados M, van der Linden S, Leirisalo-Repo M, Huitfeldt B, Juhlin R, Veys E, Zeidler H, Kvien TK, Olivieri I, Dijkmans B et al. Sulfasalazine in the treatment of spondylarthropathy. A randomized, multicenter, double-blind, placebo-controlled study. Arthritis Rheum 1995; 38: 618–627

Farr M, Kitas GD, Waterhouse L, Jubb R, Felix-Davies D, Bacon PA. Sulphasalazine in psoriatic arthritis: a double-blind placebo-controlled study. Br J Rheumatol 1990; 29: 46–49

Fraser SM, Hopkins R, Hunter JA, Neumann V, Capell HA, Bird HA. Sulphasalazine in the management of psoriatic arthritis. Br J Rheumatol 1993; 32: 923–925

Gladman DD. Current concepts in psoriatic arthritis. Curr Opin Rheumatol 2002; 14: 361–366

Gladman DD, Hing EN, Schentag CT, Cook RJ. Remission in psoriatic arthritis. J Rheumatol 2001; 28: 1045–1048

Gottlieb AB, Mease PJ, Kivitz AJ, Burch FX, Siegel EL, Cohen SB, Burg DJ. Improvement in disease activity in patients with psoriatic arthritis receiving etanercept (Enbrel®): results of a phase 3 multicenter clinical trial. Ann Rheum Dis 2002; 61: 39 (EULAR-abstract OP0100)

Kaltwasser J, Nash P, Gladman D, Rosen C, Behrens F, Mease P. Leflunomide in the treatment of psoriatic arthritis and psoriasis: data from a double-blind, randomized, placebo-controlled clinical trial. Ann Rheum Dis 2003; 62: 90 (EULAR-abstract OP0081)

Lacaille D, Stein HB, Raboud J, Klinkhoff AV. Longterm therapy of psoriatic arthritis: intramuscular gold or methotrexate? J Rheumatol 2000; 27: 1922–1927

Lee JCT, Gladman DD, Schentag CT et al. The long-term use of azathioprine in patients with psoriatic arthritis. J Clin Rheumatol 2001; 7: 160–165

Levy J, Paulus HE, Barnett EV et al. A double blind evaluation of azathioprine treatment in rheumatoid arthritis and psoriatic arthritis (abstract). Arthritis Rheum 1972; 15: S116

Mahrle G, Schulze HJ, Bräutigam M, Mischer P, Schopf R, Jung EG, Weidinger G, Farber L. Anti-inflammatory efficacy of low-dose cyclosporin A in psoriatic arthritis. A prospective multicentre study. Br J Dermatol 1996; 135: 752–757

Mazzanti G, Coloni L, De Sabbata G, Paladini G. Methotrexate and cyclosporin combined therapy in severe psoriatic arthritis. A pilot study. Acta Derm Venereol Suppl (Stockh) 1994; 186: 116–117

Mease PJ, Goffe BS, Metz J, Van der Stoep A, Finck B, Burge DJ. Etanercept in the treatment of psoriatic arthritis and psoriasis: a randomised trial. Lancet 2000; 356: 385–390

Moll JM, Wright V. Psoriatic arthritis. Semin Arthritis Rheum 1973; 3: 55–78

Palit J, Hill J, Capell HA, Carey J, Daunt SO, Cawley MI, Bird HA, Nuki G. A multicentre double-blind comparison of auranofin, intramuscular gold thiomalate and placebo in patients with psoriatic arthritis. Br J Rheumatol 1990; 29: 280–283

Porzio F, Antonelli M, Antonelli S, Ceralli F, Lanciani P, Porzio V, Minisola G. Cyclosporin A in the long-term treatment of psoriatic arthritis. Br J Rheumatol 1996; 35: 1331

Price R, Gibson T. D-penicillamine and psoriatic arthropathy. Br J Rheumatol 1986; 25: 228

Rheumatologische Kerndokumentation der Regionalen Kooperativen Rheumazentren. Hauptdiagnosen im Jahr 1999/2000

Salvarani C, Macchioni P, Olivieri I, Marchesoni A, Cutolo M, Ferraccioli G, Cantini F, Salaffi F, Padula A, Lovino C, Dovigo L, Bordin G, Davoli C, Pasero G, Alberighi OD. A comparison of cyclosporine, sulfasalazine, and symptomatic therapy in the treatment of psoriatic arthritis. J Rheumatol 2001; 28: 2274–2282

Spadaro A, Riccieri V, Sili-Scavalli A, Sensi F, Taccari E, Zoppini A. Comparison of cyclosporin A and methotrexate in the treatment of psoriatic arthritis: a one-year prospective study. Clin Exp Rheumatol 1995; 13: 589–593

Steinsson K, Jonsdottir I, Valdimarsson H. Cyclosporin A in psoriatic arthritis: an open study. Ann Rheum Dis 1990; 49: 603–606

Willkens RF, Williams HJ, Ward JR, Egger MJ, Reading JC, Clements PJ, Cathcart ES, Samuelson CO Jr, Solsky MA, Kaplan SB et al. Randomized, double-blind, placebo controlled trial of low-dose pulse methotrexate in psoriatic arthritis. Arthritis Rheum 1984; 27: 376–381

Teil 8
Ciclosporin und Nierenverträglichkeit

Elisabeth Märker-Hermann

1 Ciclosporin-induzierte Nephrotoxizität bei Autoimmunerkrankungen

Die meisten Untersuchungen und Publikationen zur Ciclosporin-induzierten Nephrotoxizität und ihren Entstehungsmechanismen stammen aus den 1980er und frühen 1990er Jahren. Im ersten Teil dieses Beitrags werden nur die Resultate zur Nephrotoxizität von Ciclosporin vorgestellt, die bei der Therapie von Autoimmunerkrankungen gewonnen wurden. Im zweiten Teil dieses Beitrags geht es dann um adäquate Maßnahmen zur Vermeidung und Behandlung von Ciclosporin-induzierten Nierenstörungen und der Ciclosporin-induzierten Hypertonie.

1.1 Häufigkeit, funktionelle und reversible Störungen

In einem ersten Überblick lassen sich in den Indikationen außerhalb der Transplantationsmedizin Nierenfunktionseinschränkungen im weitesten Sinne bei etwa 20–30% der Patienten feststellen, die mit Ciclosporin behandelt werden. Das Auftreten solcher Funktionsstörungen ist stark dosisabhängig. Nach einer Dosisanpassung, Therapiepause oder nach Absetzen des Medikaments sind sie praktisch immer reversibel. Irreversible Nierenschäden kommen in diesen Indikationen bei weniger als 1% der Anwender vor. Sie sind in fast allen Fällen dosisabhängig und unter den in der Rheumatologie heute zumeist angewendeten niedrigen Ciclosporin-Dosen um 3–4 mg/kg/d sehr selten.

Im Rahmen des Therapiemonitorings wird routinemäßig entsprechend den Empfehlungen (siehe Tab. 8.**4**, S. 76) das Serumkreatinin bestimmt, dessen Anstieg um mehr als 30% über den individuellen Ausgangswert (nicht den Normalwert) zur Dosisanpassung veranlasst. Bei genauerer Untersuchung der Therapiefolgen können aber funktionelle reversible Störungen der Nierenfunktion beobachtet werden, die bei den Routinekontrollen zumeist nicht auffallen. Das einzige, was bei Patienten mit tubulären Funktionsstörungen unter Ciclosporin-Therapie gelegentlich auffällt, ist eine diskrete, manchmal auch stärker ausgeprägte Hyperkaliämie, die durch die Begleitmedikation zusätzlich moduliert werden kann. Gleichzeitig oder unabhängig davon kann eine Hypomagnesiämie bestehen, die auch zu Krämpfen führen kann. Eine Hyperurikämie, die klinisch stumm bleiben kann, ist ein häufig zu beobachtendes Phänomen bei Patienten mit tubulären Funktionsstörungen. Daneben ist die arterielle Hypertonie zu beachten, die bei etwa 10% der Ciclosporin-Anwender außerhalb der Transplantationsmedizin auftritt. Sie entsteht wahrscheinlich unabhängig von der renalen Beeinträchtigung, kann aber selbst wieder die Nierenfunktion schädigen (Tab. 8.**1**).

Tabelle 8.**1** Renale unerwünschte Wirkungen von Ciclosporin und arterielle Hypertonie

renale unerwünschte Wirkungen von Ciclosporin	
Einschränkung der Nierenfunktion	20–30%*
irreversibler Nierenschaden	< 1%**
funktionelle Folgen der tubulären Nierenfunktionsstörung – Hyperkaliämie – Hypomagnesiämie – Hyperurikämie	
arterielle Hypertonie	10%

* praktisch immer reversibel bei Dosisanpassung
** extrem selten bei adäquater Dosisanpassung

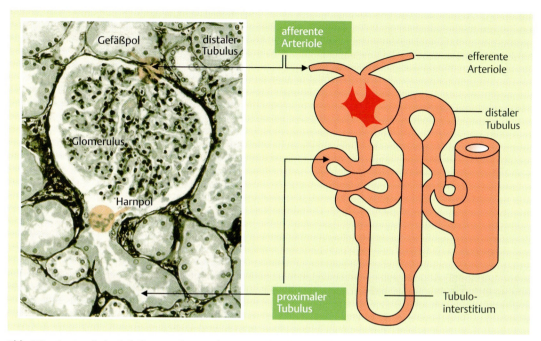

Abb. 8.1   Anatomische Lokalisation der renalen unerwünschten Wirkungen von Ciclosporin.

1.2 Anatomische Lokalisation der renalen Störungen

Bezüglich der anatomischen Lokalisation der Ciclosporin-induzierten Störungen an der Niere ist wiederum zu unterscheiden zwischen reversiblen funktionellen Störungen, die auch bei niedrigen Dosierungen auftreten können, und strukturellen irreversiblen Veränderungen, die mit hohen Dosen und hohen Blutspiegeln assoziiert sind. Bei beiden, den funktionellen wie den strukturellen Veränderungen, sind in der Niere primär nur zwei Strukturen betroffen, die afferente Arteriole, deren Beteiligung an den strukturellen Störungen entscheidend sein kann, und der proximale Tubulus, der ebenfalls strukturell, in vielen Fällen aber noch funktionell-reversibel betroffen ist. Die spezielle Art der Störung an diesen beiden renalen Strukturen wird im Laufe des Beitrags näher ausgeführt.

1.3 Molekulare und pathogenetische Mechanismen

Trotz zahlreicher Publikationen über die molekulare Genese der Ciclosporin-induzierten Störungen in der Niere sind die genauen Mechanismen bis heute nicht definitiv geklärt. Funktionell von Bedeutung ist, dass das Verhältnis zwischen dem Vasodilatator Prostazyklin und dem Vasokonstriktor Thromboxan A2 in der Niere reduziert ist, was zu einer renalen Minderperfusion führt. Zu diesem Nettoeffekt trägt zum einen die Reduktion der Prostazyklin-Bildung durch venöse Endothelzellen bei, die in vitro gemessen wurde (Voss et al., 1988), und zum anderen die verstärkte Freisetzung von Thromboxan A2, die von einer verstärkten Faktor-VII-Aktivität und einer vermehrten Thromboplastin-Bildung begleitet wird (Carlesen und Prydz, 1987). Die renale Minderperfusion wird zusätzlich durch die beobachtete Erhöhung der ADP-induzierten Thrombozytenaggregation verstärkt (Grace et al., 1987). Die Reduktion des renalen Blutflusses beruht wahrscheinlich im Wesentlichen auf der Vasokonstriktion der afferenten Arteriole (Tab. 8.2).

Verschiedene Studien, wie z. B. die von Tindall et al. (1987) zur Ciclosporin-Therapie bei Myasthenia gravis, lassen erkennen, dass es für Ciclosporin-induzierte Nierenfunktionsstörungen Risikofaktoren oder -indikatoren gibt: Bei Patienten über 60 Jahren, einer vorbestehenden Hypertonie und einer bereits vorhandenen Erhöhung des Serumkreatinins bei Therapiebeginn ist die Indika-

Tabelle 8.2 Renale unerwünschte Wirkungen von Ciclosporin – Mechanismen

- genaue Mechanismen noch nicht endgültig geklärt
- Ratio Vasodilatator Prostazyklin/ Vasokonstriktor Thromboxan A2 ↓
- erhöhte ADP-induzierte Thrombozytenaggregation (1)
- verstärkte Freisetzung von Thromboxan A2, verstärkte Faktor-VII-Aktivität, vermehrte Thromboplastin-Entstehung (2)
- reduzierte Prostazyklin-Produktion durch venöse Endothelzellen in vitro (3)
- Ciclosporin-induzierte Nephrotoxizität assoziiert mit reduziertem renalen Blutfluss, wahrscheinlich infolge Vasokonstriktion der afferenten Arteriole
- Laborzeichen der eingeschränkten Nierenfunktion (z. B. Serumkreatinin) sind relativ häufig, normalisieren sich aber in der Regel nach Dosisreduktion oder Absetzen. Irreversible Toxizität ist sehr selten. Effekte sind dosisabhängig. (4)
- Risikofaktoren: Alter > 60 Jahre, vorbestehende Hypertonie, erhöhtes Baseline-Kreatinin (5)

(1) Grace AA et al. Kidney Int 1987; 32: 889–895
(2) Carlesen E, Prydz H. Transplantation 1987; 43: 543–548
(3) Voss BL et al. Transplantation 1988; 45: 793–796
(4) Ellis CN et al. N Engl J Med 1991; 324: 277–284
(5) Tindall RS et al. N Engl J Med 1987; 316: 719–724

tion zur Ciclosporin-Therapie besonders streng zu prüfen und das Therapiemonitoring engmaschig zu verfolgen.

1.4 Effekte von Ciclosporin an der afferenten Arteriole

Am häufigsten entstehen Ciclosporin-induzierte **funktionelle Veränderungen** ohne mikroskopisch sichtbare strukturelle Veränderungen an der afferenten Arteriole. Durch das angeführte Ungleichgewicht zwischen Prostazyklin und Thromboxan A2 kommt es zur Vasokonstriktion der afferenten Arteriole und dadurch zu einer renalen Perfusionsminderung, einer Reduktion der glomerulären Filtrationsrate u. a. mit verminderter Kreatinin-Clearance und schließlich zu einem Anstieg des Serumkreatinins (Abb. 8.2 a).

Die Ciclosporin-induzierten **strukturellen Veränderungen** in der afferenten Arteriole, die zum Teil schon irreversibel sind, zeigen sich als Endothelzellschaden, Gefäßwandschaden mit entstehender Hyalinose und als arterielle Okklusionen, die das Vas afferens fokal betreffen. Dadurch entstehen eine lokalisierte Ischämie und schließlich eine glomeruläre Sklerose (Abb. 8.2 b).

Im Rahmen der seltenen Ciclosporin-induzierten strukturellen Nierenschäden treten Veränderungen auf, die durchaus auch bei anderen Nierenerkrankungen vorkommen. Daher lässt sich manchmal differenzialdiagnostisch kaum unterscheiden, ob die beobachteten Schäden auf Ciclosporin zurückgehen oder die Progression einer bestimmten Grunderkrankung anzeigen. In diesem Zusammenhang ist z. B. die fokale segmentale Glomerulosklerose zu erwähnen, bei der ganz ähnliche Veränderungen am Glomerulum wie unter Ciclosporin auftreten können. Aber auch der Morbus Kimmelstiel-Wilson kann zu ähnlichen Läsionen mit Gefäßhyalinose und glomerulären Sklerosen führen.

Aus der Pathophysiologie der chronischen wie auch der akuten Niereninsuffizienz sind Prozesse bekannt, die im Tubulointerstitium als Folge einer renalen Minderperfusion entstehen. Auf dem Boden der Arteriolopathie, bei der in der Gefäßwand hyalinähnliches Material bis hin zur Okklusion der Arteriole eingelagert wird, entsteht eine Perfusionsminderung und schließlich ein Ischämieschaden des Tubulointerstitiums. Ciclosporin hat keinen direkten Effekt an der Henleschen Schleife oder am distalen Tubulus, sondern induziert erst über die Ischämie eine fokale Tubulusatrophie und eine fokale interstitielle Fibrose. Mikroskopisch zeigt sich in diesen Fällen eine streifige Fibrose, die als relativ klassisches Bild eines Ciclosporin-Schadens gilt (Abb. 8.3). Neben den normalen Tubuli mit normalem Anteil an Kollagenfasern im linken Teil der Abb. 8.3 sind im rechten Teil fokale Läsionen mit Tubulusatrophien und deutlicher Kollagenvermehrung zu sehen, die das gestreifte Muster verursachen.

1.5 Effekte von Ciclosporin am proximalen Tubulus

Der Ciclosporin-Effekt am proximalen Tubulus entsteht unabhängig vom Effekt an der afferenten Arteriole. Der proximale Tubulus ist die Region des Nierenparenchyms mit dem höchsten Energieverbrauch. Dort findet u. a. die aktive Sekretion von Kalium und Protonen, die Exkretion von Harnsäure und die Reabsorption von Magnesium statt. **Funktionelle Veränderungen** haben daher eine verminderte Magnesium-Reabsorption, eine reduzierte aktive Kalium- und Proto-

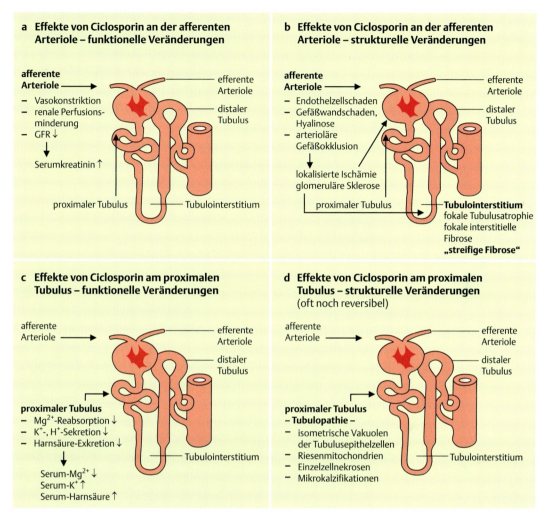

Abb. 8.2 Effekte von Ciclosporin **a** an der afferenten Arteriole – funktionelle Veränderungen, **b** an der afferenten Arteriole – strukturelle Veränderungen, **c** am proximalen Tubulus – funktionelle Veränderungen, **d** am proximalen Tubulus – strukturelle Veränderungen.

nen-Sekretion und eine verringerte Harnsäure-Exkretion zur Folge. Die Patienten entwickeln eine Hypomagnesiämie, die sich mit nächtlichen Wadenkrämpfen bemerkbar machen kann, eine Hyperkaliämie (die auch ohne Kreatinin-Erhöhung als unabhängiger, auf den proximalen Tubulus beschränkter Effekt auftreten kann) und eine Hyperurikämie bis hin zur Gicht (Abb. 8.2 c).

Die **strukturellen Veränderungen** am proximalen Tubulus sind im Gegensatz zur Fibrose im Tubulointerstitium auf der Basis der Arteriolopathie in den meisten Fällen bei Absetzen der Medikation noch reversibel. Die strukturelle Tubulopathie ist gekennzeichnet durch eine Vakuolisierung der Tubulusepithelzellen, Riesenmitochondrien, Einzelzellnekrosen und Mikrokalzifikationen (Abb. 8.2 d). Die Abb. 8.4 zeigt vakuolisierte, aufgetriebene Endothelzellen am proximalen Tubulus, wie sie bei Ciclosporin-induzierter Tubulustoxizität anzutreffen sind.

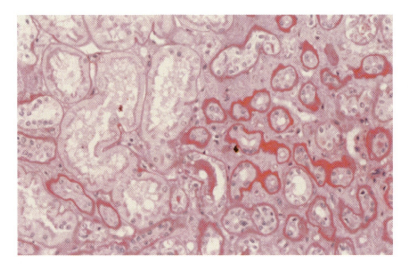

Abb. 8.**3** Gestreifte Fibrose bei Ciclosporin-Nephrotoxizität: interstitielle Fibrose und tubuläre Atrophie rechts im Bild (mit freundlicher Genehmigung von Helmut Rennke).

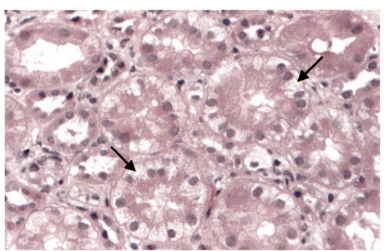

Abb. 8.**4** Ciclosporin-induzierter Tubulusschaden: Vakuolisierung von Zellen des proximalen Tubulus (Pfeil) (mit freundlicher Genehmigung von Helmut Rennke).

2 Nierenbioptische Befunde bei Patienten mit Autoimmunerkrankungen unter Ciclosporin-Therapie

Im Rahmen einer Studie des International Kidney Biopsy Registry of Cyclosporine in Autoimmune Diseases wurden 129 Erwachsene und 63 Kinder nierenbiopsiert, die Ciclosporin zur Therapie von Autoimmunerkrankungen erhalten hatten (Feutren und Mihatsch, 1992). Einschränkend ist allerdings zu vermerken, dass 152 der 192 Patienten einen Diabetes mellitus Typ 1 hatten, der damals als Autoimmunerkrankung versuchsweise mit Ciclosporin behandelt wurde. Die übrigen Patienten hatten eine Uveitis (n = 23), eine Psoriasis (n = 11), ein Sjögren-Syndrom (n = 5) oder eine Polychondritis (n = 1). Die mittlere Ciclosporin-Dosis der nierenbiopsierten Patienten lag mit 7,1 mg/kg/d recht hoch und höher, als sie heute angesetzt würde. Die Patienten waren 4–39 Monate (im Mittel 13 Monate) lang behandelt worden. Bei etwa einem Viertel (24 %, n = 44) der Biopsierten wurde unter diesen hohen Dosen eine Ciclosporin-induzierte Nephropathie (struktureller Nierenschaden) diagnostiziert. Die meisten dieser Patienten (n = 37) wiesen eine ischämiebedingte Tubuloatrophie und eine interstitielle Fibrose auf. Bei 9 wurden moderate bis schwere arterioläre Veränderungen gefunden. Strukturelle Schäden am proximalen Tubulus waren nicht ersichtlich.

Die multivariate Analyse ergab folgende Risikofaktoren bzw. -indikatoren für die Ciclosporin-induzierte Nephropathie: initial hohe Ciclosporin-Induktionsdosen, hohe Anstiege des Serumkreatinins gegenüber dem Ausgangswert und höheres Lebensalter.

3 Ciclosporin zur Therapie von autoimmunen Nierenerkrankungen

Hier geht es um die Frage, wie sich die Niere verändert, wenn autoimmunologisch bedingte Nierenerkrankungen mit Ciclosporin behandelt werden. Diesbezüglich von besonderem Interesse ist das (idiopathische) nephrotische Syndrom.

3.1 Idiopathisches nephrotisches Syndrom

Zur Terminologie ist vorauszuschicken, dass die Bezeichnung „idiopathisches nephrotisches Syndrom" in der Literatur eigentlich immer als Synonym für die „minimal-change Glomerulonephritis" oder auch die „fokal-segmentale Glomerulosklerose" verwendet wird.

Pathophysiologisch ist vorauszuschicken, dass ein nephrotisches Syndrom in der Frühphase, wenn die Nierenfunktion noch normal ist, immer mit einer Hyperfiltration, also mit einer zum Teil deutlich gesteigerten Kreatinin-Clearance, einhergeht. Beim Diabetes ist die Vermeidung des Hyperfiltrationssyndroms entscheidend für die Erhaltung der Nierenfunktion, da die Hyperfiltration eine Hyalinose und die Ausbildung des Morbus Kimmelstiel-Wilson bewirkt. Alle nicht-immunologischen Therapien, die in dieser Indikation supportiv eingesetzt werden, insbesondere ACE-Hemmer, drängen die Hyperfiltration auf ein normales Maß zurück und verringern auf diese Weise die Proteinurie. Die Hyperfiltration im Rahmen eines nephrotischen Syndroms wird auch durch Ciclosporin verringert, wobei nicht klar ist, ob dieser Effekt durch dessen immunologische oder dessen leichte nephrotoxische Wirkung zustande kommt.

In einer retrospektiven Analyse wurden 69 Patienten mit idiopathischem nephrotischen Syndrom (größtenteils mit minimal-change Nephropathie) aus 10 klinischen Studien hinsichtlich einer Ciclosporin-induzierten Nephrotoxizität analysiert (Collaborative Study Group of Sandimmun® in Nephrotic Syndrome, 1991). Die 1–3 Jahre nach dem Beginn der Ciclosporin-Therapie in Nierenbiopsien beobachteten Veränderungen waren relativ gering. Sieben der 50 Patienten mit minimal-change Nephropathie zeigten eine ganz leichte interstitielle Fibrose, wobei nicht zu unterscheiden war, ob es sich dabei um eine Ciclosporin-Toxizität oder um den Übergang der Erkrankung zur fokal-segmentalen Glomerulosklerose handelte, der bei einer minimal-change Nephropathie im Erwachsenenalter häufig zu beobachten ist. Keiner der Patienten wies eine signifikante Arteriolopathie auf. Wahrscheinlich tritt beim nephrotischen Syndrom unter adäquater Ciclosporin-Dosierung keine Nephrotoxizität auf, die über das Fortschreiten des natürlichen Krankheitsverlaufs hinausgeht.

3.2 Fokal-segmentale Glomerulosklerose

Der Einsatz von Ciclosporin bei eingeschränkter Nierenfunktion mit tubulointerstitieller Fibrose und sklerosierten Glomeruli, wie etwa bei der histologischen fokal-segmentalen Glomerulosklerose (FSGS), beinhaltet dagegen ein erhöhtes nephrotoxisches Risiko. In einer Untersuchung von Meyrier et al. (1994) wurde eine Zunahme der tubulointerstitiellen Fibrose bei 7 von 14 Patienten mit FSGS registriert, die Ciclosporin erhalten hatten.

Als Risikofaktoren wurden auch hier eine initial hohe Ciclosporin-Dosis (> 5,5 mg/kg/d) sowie ein vor Therapiebeginn erhöhter Kreatininwert bzw. eine bereits eingeschränkte Kreatinin-Clearance (< 60 ml/min) ermittelt. Diese Risikofaktoren sind bei fast allen Patienten mit FSGS anzutreffen, bei denen in der Primärbiopsie bereits viele Glomeruli verödet sind.

3.3 Sklerodermie

Der Einsatz von Ciclosporin bei Patienten mit Sklerodermie beinhaltet nach vorliegenden Literaturberichten ein besonders hohes Risiko bezüglich der Induktion einer Niereninsuffizienz bzw. eines Nierenversagens. Dies gilt auch bei einer reinen oder scheinbar rein kutanen Sklerodermie, besonders wenn die Patienten zeitweilig NSAR anwenden. Unter der Ciclosporin-Therapie der kutanen Sklerodermie sind sogar hämolytisch-urämische Syndrome beschrieben worden (Frances et al., 1988; Wörle et al., 1990; Zachariae et al., 1992).

Tabelle 8.3 Medikamente, welche die Nephrotoxizität von Ciclosporin potenzieren können (modifiziert nach Yocum, 2000)

- Amphothericin B
- Azapropazon
- Celecoxib
- Cimetidin
- Diclofenac
- Gentamicin
- Ketokonazol
- Melphalan
- Naproxen
- Ranitidin
- Rofecoxib
- Tacrolimus
- Tobramycin
- Trimethoprim/Sulfamethoxazol
- Vancomycin

4 Andere Medikamente mit Wirkung am Tubulointerstitium

Medikamente, welche die Nephrotoxizität von Ciclosporin potenzieren können, sind selbstverständlich nur mit Vorsicht gleichzeitig anzuwenden. Es geht in diesem Zusammenhang nicht um Medikamente, die zu einer Spiegelerhöhung von Ciclosporin führen, weil sie das abbauende Zytochrom-P450–3A4 ebenfalls beanspruchen. Hier geht es um Wirkstoffe, die ebenfalls am Tubulointerstitium angreifen können. Dazu gehören die „klassischen" NSAR, die zum Teil in der Tab. 8.3 genannt sind, aber mit hoher Wahrscheinlichkeit auch die Coxibe, bei denen ebenfalls Fälle von interstitieller Nephritis aufgetreten sind. Weitere Wirkstoffe, die das Nephrotoxizitätsrisiko unter Ciclosporin durch einen gemeinsamen Angriff am Tubulointerstitium erhöhen, sind in Tab. 8.3 genannt.

5 Empfohlene Kontrolluntersuchungen

Die Deutsche Gesellschaft für Rheumatologie und der Hersteller von Ciclosporin empfehlen, in den ersten 3 Monaten der Ciclosporin-Anwendung das Serumkreatinin und den Blutdruck alle 2 Wochen zu kontrollieren, danach alle 4 Wochen. Engere Kontrollintervalle sind in der Regel notwendig, wenn die Ciclosporin-Dosis erhöht oder z.B. zusätzlich eine Therapie mit NSAR begonnen wird (Tab. 8.4).

6 Leitlinien zur Minimierung und Vermeidung der Ciclosporin-assoziierten Nephrotoxizität

Panayi und Tugwell haben 1997 Leitlinien zur Minimierung und Vermeidung der Ciclosporin-assoziierten Nephrotoxizität veröffentlicht, die auch heute noch gelten: Wenn das Serumkreatinin unter Ciclosporin-Therapie um mehr als 30% über den individuellen Ausgangswert ansteigt, soll eine Dosisreduktion um 25% erfolgen. Fällt das Serumkreatinin danach innerhalb von 2 Wochen wieder auf einen Wert unterhalb von 30% über dem Ausgangswert, kann die Ciclosporin-Therapie in dieser neuen Dosis fortgesetzt werden. Bleibt das Serumkreatinin dagegen trotz der Dosisreduktion weiterhin 30% über dem Ausgangswert, ist die Dosis nochmals um 30% zu senken. Sofern es nicht gelingt, die Therapie mit dieser Minimaldosis fortzusetzen (weil das Kreatinin nach weiteren 2 Wochen immer noch 30% über dem Ausgangswert liegt), ist der Zeitpunkt gekommen, die Ciclosporin-Therapie zu beenden. Diese Maßnahme soll nun nicht weiter hinausgezögert werden. Auch nach dem Absetzen wird das Serumkreatinin noch so lange kontrolliert, bis es wieder Werte knapp 10% über der Baseline erreicht hat (Abb. 8.5).

Diese Empfehlungen basieren auf den vorliegenden Daten, wonach der Anstieg des Serumkreatinins auf das erhöhte Risiko einer permanenten Nierenschädigung hinweist. Die getroffenen Festlegungen zur Überschreitung des Ausgangswertes, zur Dosisreduktion, zu den Kontrollintervallen und den Konsequenzen sind wohl erwogene Expertenmeinungen.

Tabelle 8.4 Monitoring renaler Nebenwirkungen und der Hypertonie unter Ciclosporin

erste 3 Monate	Serumkreatinin, Blutdruck alle 2 Wochen
danach	Serumkreatinin, Blutdruck alle 4 Wochen
Dosiserhöhung, Beginn einer NSAR-Therapie	engere Intervalle

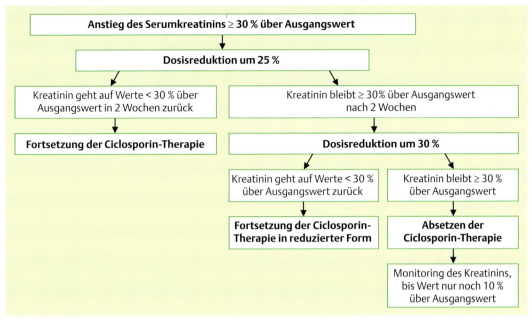

Abb. 8.5 Leitlinien zur Minimierung und Vermeidung der Ciclosporin-assoziierten Nephrotoxizität (nach Panayi und Tugwell, 1997).

Wichtig zur Vermeidung und Minimierung der Ciclosporin-assoziierten Nephrotoxizität ist auch die Beachtung der Schwellendosis, ab der das Risiko eines irreversiblen Nierenschadens besteht. Sie liegt etwa bei 5,5 mg/kg/d, wobei diese Angabe nur eine grobe Orientierung erlaubt, da im Einzelfall durch die pharmakokinetische Variabilität bzw. unterschiedliche Ausstattung mit den metabolisierenden Enzymen, aber auch durch die Komedikation Faktoren wirksam werden können, die das Risiko nicht unwesentlich beeinflussen. Die genannte Schwellendosis wird heute in der Rheumatologie und auch in der Dermatologie nur noch sehr selten eingesetzt. Funktionelle Nierenstörungen kommen jedoch auch unter den niedrigeren Dosen von etwa 3–4 mg/kg/d vor, die heute bei Autoimmunerkrankungen meistens verwendet werden.

7 Ciclosporin-induzierte arterielle Hypertonie und ihr Management

Die Ciclosporin-induzierte Hypertonie, deren Ursache ebenfalls noch nicht ganz geklärt ist, tritt weitgehend unabhängig von der Nephrotoxizität auf. Es handelt sich dabei in der Regel nicht um eine renale Hypertonie auf der Basis eines Nierenparenchymschadens. Die Ciclosporin-induzierte Nephrotoxizität trägt wahrscheinlich nur in Extremfällen, bei stark erhöhten Ciclosporin-Serumspiegeln, direkt zur Hypertonie bei. Zahlreiche Entstehungsmechanismen der Ciclosporin-induzierten Hypertonie werden diskutiert: u.a. eine verstärkte Endothelin-Freisetzung aus Endothelzellen (Yocum, 2000), eine Aktivierung des Renin-Angiotensin-Aldosteron-Systems, Eingriffe in kalziumvermittelte Vasokonstriktionsprozesse im Mesangium oder Einflüsse auf den Prostaglandin-Metabolismus (Lewis, 1992) (Tab. 8.5).

Die ebenfalls expertenbasierte Leitlinie zur Minimierung und Vermeidung der Ciclosporin-assoziierten Hypertonie (Abb. 8.6) sieht Blutdruckkontrollen innerhalb von 2 Wochen vor dem Beginn einer Ciclosporin-Therapie vor. Die Messung des Ausgangswertes ist besonders wichtig, da der einzige Risikofaktor der Ciclosporin-induzierten Hypertonie eine bereits bestehende latente Blutdruckerhöhung ist. Wenn der Blutdruck unter der Ciclosporin-Behandlung bei zwei Kontrolluntersuchungen über 140 mm Hg systolisch und/oder 90 mm Hg diastolisch liegt, soll die Ciclosporin-Dosis um 25 % reduziert oder

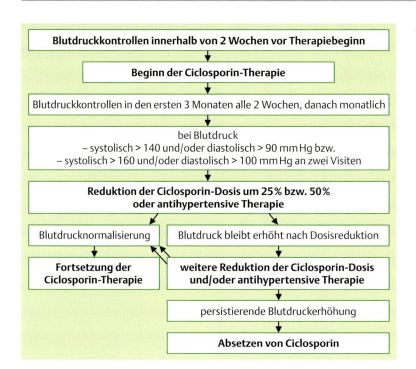

Abb. 8.6 Leitlinien zum Management der Ciclosporin-assoziierten Hypertonie (nach Yocum, 2000).

Tabelle 8.5 Ciclosporin-induzierte Hypertonie

- Ätiologie nicht sicher geklärt
- Hypertonie und Nephrotoxizität entstehen unabhängig voneinander (Ausnahme: stark erhöhte Ciclosporin-Serumspiegel)
- diskutierte Mechanismen: Aktivierung des Renin-Angiotensin-Aldosteron-Systems, Katecholamine, Beeinflussung des Prostaglandin-Metabolismus (1), Endothelin-Freisetzung aus vaskulären Endothelzellen (2)
- Risikofaktor: nur vorbestehender Hypertonus

(1) Lewis RM. Transplant Immunol Lett 1992; 8: 16–18
(2) Yocum DE, 2000

eine antihypertensive Therapie eingeleitet werden. Werden bei den Kontrollen persistierend hohe Werte (> 160 mmHg systolisch und/oder 100 mmHg diastolisch) gemessen, soll die Ciclosporin-Dosis um 50% reduziert oder eine antihypertensive Therapie begonnen werden. Die Entscheidung zwischen Dosisreduktion und antihypertensiver Therapie liegt im Ermessen des behandelnden Arztes. Bei guter Ciclosporin-Wirksamkeit geht die Tendenz eher in Richtung einer antihypertensiven Therapie.

Aus der Transplantationsmedizin ist bekannt, dass Kalziumantagonisten den unerwünschten Effekt von Ciclosporin auf die renale Hämodynamik über eine Beeinflussung der afferenten Arteriole, über ihre natriuretischen Eigenschaften und durch die Senkung des intrazellulären Kalziums reduzieren können (Rodicio, 2000). So hat Nitrendipin einen zwar geringen, aber signifikanten nephroprotektiven Effekt bei Ciclosporin-behandelten nierentransplantierten Patienten, der über die antihypertensive Wirkung dieses Kalziumantagonisten hinausgeht (Rahn et al., 1999). Kalziumantagonisten gelten daher bei einer Ciclosporin-induzierten Hypertonie traditionell als Medikamente der ersten Wahl (Buopane, 1990). Neuere Arbeiten empfehlen allerdings wegen der Rolle des aktivierten Renin-Angiotensin-Systems (RAS) bei der Entstehung Ciclosporin-induzierter struktureller Nierenparenchymschäden darüber hinaus auch eine pharmakologische Hemmung des RAS durch ACE-Hemmer oder AT1-Rezeptor-Antagonisten (Lassila, 2002). Im klinischen Einsatz scheinen Kalziumantagonisten anderen Antihypertensiva im Hinblick auf einen nephroprotektiven Effekt nicht überlegen zu sein, wenn eine effektive antihypertensive Therapie früh, d.h. 3 Monate nach Nierentransplantation, begonnen wird (Rump et al., 2000).

Hintergrund: Messung der Ciclosporin-Spiegel

In der Frühphase der Ciclosporin-Anwendung wurde eine Korrelation zwischen dem Talblutspiegel (C_0, predose level) und der Wirksamkeit von Ciclosporin gefunden. Im Laufe der Jahre wurde aber durch pharmakokinetische Untersuchungen an Transplantierten deutlich, dass ein gleicher Talblutspiegel durchaus ganz unterschiedliche Wirkstoffexpositionen verbergen kann. Daraufhin wurde untersucht, ob ein anderer Wert die Wirkstoffexposition besser abbilden kann als der C_0-Wert. Dabei ergab sich der C_2-Wert: Die Transplanteure machen nun 2 Stunden nach der Einnahme von Ciclosporin eine Blutabnahme, um diesen C_2-Spiegel zu bestimmen, der eine sehr gute Korrelation zur Wirksamkeit und Verträglichkeit aufweist. Wenn dieser 2-Stunden-Wert sehr hoch ist, ist auch das Risiko von Nebenwirkungen erhöht, und wenn er niedrig ist, erhöht sich das Risiko einer Abstoßung. Es wäre natürlich interessant zu sehen, ob der C_2-Wert auch die Wirksamkeit von Ciclosporin bei Autoimmunerkrankungen widerspiegelt. Das wurde bisher noch nicht untersucht. In der Dermatologie sollen nun in einer Proof-of-concept-Studie bei einigen Patienten C_2-Werte gemessen werden, um eine Korrelation zur Wirksamkeit bei Psoriasis herzustellen. Andererseits gilt für Autoimmunerkrankungen, dass die im Beitrag dargestellten Kontrollkriterien, Serumkreatinin und Blutdruck, sich so bewährt haben, dass Blutspiegelbestimmungen generell nicht gefordert werden müssen.

8 Notwendigkeit von Spiegelmessungen?

Die Konstanz der Ciclosporin-Spiegel ist nicht nur ein therapeutischer, sondern auch ein Kostenaspekt der Therapie, da bei höherer Konstanz eine geringere Notwendigkeit zur Spiegelmessung besteht. Nach der vorherrschenden Expertenmeinung sind Messungen des Ciclosporin-Spiegels im Indikationsbereich der Autoimmunerkrankungen nicht prädiktiv hinsichtlich der Effektivität und Toxizität der Ciclosporin-Therapie und werden daher überwiegend nicht für notwendig gehalten. Sie können aber im Einzelfall dennoch von Interesse sein, z. B. hinsichtlich der Frage, ob ein Patient compliant ist, ob er Resorptionsprobleme hat oder ob bisher nicht definierte Medikamenteninteraktionen eine Rolle spielen. Der im Indikationsbereich der Autoimmunerkrankungen anzustrebende Leitspiegel liegt etwa an der Untergrenze der in der Transplantationsmedizin notwendigen Spiegel bzw. unterhalb von 100 ng/ml Talblutspiegel.

Literatur

Buopane E. Therapeutic drug monitoring of cyclosporine (CSA). Conn Med 1990; 54: 17–19

Carlesen E, Prydz H. Enhancement of procoagulant activity in stimulated mononuclear blood cells and monocytes by cyclosporine. Transplantation 1987; 43: 543–548

Collaborative Study Group of Sandimmun® in Nephrotic Syndrome. Safety and tolerability of cyclosporin A (Sandimmun®) in idiopathic nephrotic syndrome. Clin Nephrol 1991; 35 (Suppl 1): 45–60

Ellis CN, Fradin MS, Messana JM, Brown MD, Siegel MT, Hartley AH, Rocher LL, Wheeler S, Hamilton TA, Parish TG et al. Cyclosporine for plaque-type psoriasis. Results of a multidose, double-blind trial. N Engl J Med 1991; 324: 277–284

Feutren G, Mihatsch MJ. Risk factors for cyclosporine-induced nephropathy in patients with autoimmune diseases. International Kidney Biopsy Registry of Cyclosporine in Autoimmune Diseases. N Engl J Med 1992; 326: 1654–1660

Frances C, Branchet MC, Bletry O, Lefevre C, Boisnic S, Kern P, Godeau P. Skin collagen from scleroderma patients before and after cyclosporin A treatment. Clin Exp Dermatol 1988; 13: 1–3

Grace AA, Barradas MA, Mikhailidis DP, Jeremy JY, Moorhead JF, Sweny P, Dandona P. Cyclosporine A enhances platelet aggregation. Kidney Int 1987; 32: 889–895

Lassila M. Interaction of cyclosporine A and the renin-angiotensin system – new perspectives. Curr Drug Metab 2002; 3: 61–71

Lewis RM. Mechanisms of cyclosporine-associated hypertension and their management. Transplant Immunol Lett 1992; 8: 16–18

Meyrier A, Noel LH, Auriche P, Callard P. Long-term renal tolerance of cyclosporin A treatment in adult idiopathic nephrotic syndrome. Collaborative Group of the Societé de Nephrologie. Kidney Int 1994; 45: 1446–1456

Panayi GS, Tugwell P. The use of cyclosporin A microemulsion in rheumatoid arthritis: conclusions of an international review. Br J Rheumatol 1997; 36: 808–811

Rahn KH, Barenbrock M, Fritschka E, Heinecke A, Lippert J, Schröder K, Hauser I, Wagner K, Neumayer HH. Effect of nitrendipine on renal function in renal-transplant treated with cyclosporin: a randomized trial. Lancet 1999; 354: 1415–1420

Rodicio JL. Calcium antagonists and renal protection from cyclosporin nephrotoxicity: long-term trial in renal transplantation patients. J Cardiovasc Pharmacol 2000; 35 (Suppl 1): S7–11

Rump LC, Oberhauser V, Schwertfeger E, Speidel L, Zimmerhackl L, Kirste G, Grotz W. Dihydropyridine calcium antagonists and renal function in hypertensive kidney transplant recipients. J Hypertens 2000; 18: 1115–1119

Tindall RS, Rollins JA, Phillips JT, Greenlee RG, Wells L, Belendiuk G. Preliminary results of a double-blind, randomized, placebo-controlled trial of cyclosporine in myasthenia gravis. N Engl J Med 1987; 316: 719–724

Voss BL, Hamilton KK, Samara EN, McKee PA. Cyclosporine suppression of endothelial prostacyclin generation. A possible mechanism for nephrotoxicity. Transplantation 1988; 45: 793–796

Wörle B, Hein R, Krieg T, Meurer M. Ciclosporin in localized and systemic scleroderma – a clinical study. Dermatologica 1990; 181; 215–220

Yocum DE. Cyclosporine: Adverse effects and practical management. In: Yocum DE (Ed). Cyclosporine. Clinical Application in Autoimmune Disease. Philadelphia: Mosby-Wolfe, 2000

Zachariae H, Hansen HE, Olsen TS. Hemolytic uremic syndrome in a patient with systemic sclerosis treated with cyclosporin A. Acta Derm Venereol 1992; 72: 307–309

Teil 9
Ciclosporin, ein Critical-dose-Pharmakon

Karl-Uwe Petersen

„Critical-dose-Pharmakon" ist kein amtlich oder juristisch definierter Begriff. Von den Arzneimittelbehörden wie der amerikanischen FDA oder der europäischen EMEA wird er nicht besonders geschätzt. Eine ältere, verwandte Kategorie sind Pharmaka geringer therapeutischer Breite. Beispiele sind etwa die Herzglykoside oder Carbamazepin.

1 Geringe therapeutische Breite

Der Sachverhalt der geringen therapeutischen Breite, der das heutige Konzept der „Critical dose" nur teilweise umfasst, lässt sich in Formeln fassen. Die erste Möglichkeit erfordert nicht unbedingt Tierexperimente: Hier wird die minimale toxische Konzentration durch die minimale Wirkkonzentration dividiert. Ist dieser Quotient kleiner als 2, liegt eine geringe therapeutische Breite vor.

$$\text{geringe therapeutische Breite:}$$
$$\frac{\text{minimale toxische Konzentration}}{\text{minimale Wirkkonzentration}} < 2$$

Die zweite Formel, für die früher Versuchstiere in großer Zahl sterben mussten, setzt die Letaldosis$_{50}$ (letal für 50% der Versuchstiere) ins Verhältnis mit der Wirkdosis$_{50}$ (entweder: 50% der Versuchstiere zeigen die erwünschte Wirkung, oder: die Wirkung erreicht im Mittel 50% des maximalen Effekts). Liegt dieser Quotient unter 2, ist wiederum eine geringe therapeutische Breite gegeben. Diese Bestimmung wird heute für die Arzneimittelzulassung erfreulicherweise nicht mehr verlangt.

$$\text{geringe therapeutische Breite:}$$
$$\frac{\text{Letaldosis}_{50}}{\text{Wirkdosis}_{50}} < 2$$

Wenn ein Pharmakon nach einer dieser Formeln (heute meist nach der ersten) eine geringe therapeutische Breite aufweist, macht sein sicherer und wirksamer Gebrauch eine sorgfältige Dosistitration und Patientenüberwachung erforderlich. Überwachung bedeutet in diesem Zusammenhang nicht, dass ständig Spiegel gemessen werden, sondern in erster Linie, dass die Patienten regelmäßig einbestellt, genau betrachtet und nach unerwünschten Wirkungen befragt werden.

Abb. 9.1 verdeutlicht die geringe therapeutische Breite noch einmal grafisch. Die erforderlichen Wirkspiegel werden aufgebaut, nicht weit oberhalb davon kommt der Patient schon in den

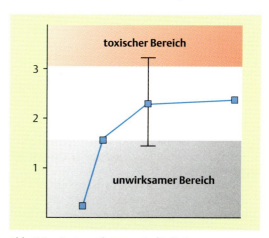

Abb. 9.1 Geringe therapeutische Breite.

Tabelle 9.1 Geringe therapeutische Breite

Formel und Konsequenz	Beispiele
Formel: $$\frac{\text{minimale toxische Konzentration}}{\text{minimale Wirkkonzentration}} < 2$$ **Konsequenz**: Sicherer und wirksamer Gebrauch erfordert eine sorgfältige Dosistitration und Patientenüberwachung.	- Aminoglykoside - Carbamazepin - Chinidin - Clonidin - Herzglykoside - Lithiumsalze - orale Antikoagulanzien - Phenytoin, Primidon - Procainamid - Theophyllin - Valproinsäure

Tabelle 9.2 Critical-dose-Pharmakon – Kriterien und Beispiele

Kriterien	Beispiele
- geringe therapeutische Breite - Risiken bei Über- wie bei Unterdosierung - Pharmakokinetik: große inter- und intraindividuelle Variabilität - Plasmaspiegel-Überwachung notwendig	- Amiodaron - Carbamazepin - Chinidin - Ciclosporin - Digoxin - Disopyramid - Phenytoin - Procainamid - Tacrolimus - Vitamin-K-Antagonisten

toxischen Bereich und wenig unterhalb davon droht bereits die Wirkungslosigkeit. Je größer in einer solchen Situation die Schwankungen der Wirkspiegel ausfallen, desto eher besteht die Gefahr, zu weit oben oder unten anzukommen. Um diesen Sachverhalt wird es in diesem Beitrag hauptsächlich gehen.

2 Critical dose

Für das Konzept der Critical dose, das schon im Begriff die Dosierung herausstellt, ist die geringe therapeutische Breite ein wesentliches Kriterium. Bei der Dosierung wird hervorgehoben, dass es Risiken sowohl bei Über- als auch bei Unterdosierung gibt. Pharmakokinetisch weisen diese Arzneimittel eine große inter- und intraindividuelle Variabilität auf.

Die Enzymausstattung von Arzneimittelanwendern kann interindividuell recht unterschiedlich sein; im Arzneistoffwechsel ist das Phase-1-Enzym Zytochrom-P450-3A4 (CYP3A4) ein wichtiges Beispiel. Aber auch intraindividuell, je nach Tagesform, Art der verzehrten Nahrung und Eigenart weiterer eingenommener Arzneimittel, kann sich die Kinetik eines Wirkstoffs variabel gestalten. Das ist bei vielen Arzneimitteln eher belanglos, wird aber bei einem Critical-dose-Pharmakon wie Ciclosporin bedeutsam. Daher muss bei solchen Pharmaka in der Regel der Plasmaspiegel überwacht werden. Allerdings spielt dabei auch die Indikation eine Rolle: So kann die Anwendung von Ciclosporin in der Transplantationsmedizin nur mit, in der Dermatologie und Rheumatologie zumeist aber ohne Spiegelmessung erfolgen. In Tab. 9.2 sind die Kriterien eines Critical-dose-Pharmakons zusammengefasst.

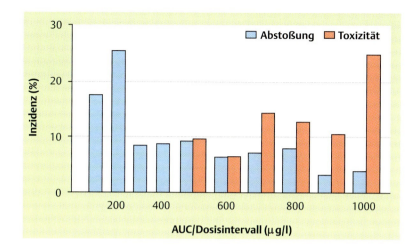

Abb. 9.2 Geringe therapeutische Breite – Abstoßungsreaktion vs. Toxizität unter verschiedenen Ciclosporin-Dosen (nach Bowers, 1991).

3 Ciclosporin als Critical-dose-Pharmakon

Wegen seiner indikationsabhängig geringen therapeutischen Breite und seiner besonderen pharmakokinetischen Variabilität ist auch Ciclosporin ein Critical-dose-Pharmakon. Abb. 9.2 verdeutlicht mit einem Beispiel aus der Transplantationsmedizin, was es mit der **geringen therapeutischen Breite** von Ciclosporin auf sich hat. Gezeigt wird der Zusammenhang zwischen der Inzidenz an Abstoßungsreaktionen und der AUC pro Dosisintervall: je größer die Fläche unter der Kurve des Plasmakonzentrations-Zeit-Diagramms (AUC), desto geringer die Zahl der Abstoßungsreaktionen. Von daher wäre eine möglichst hohe Ciclosporin-Dosis wünschenswert. Ersichtlich ist aber auch, dass mit steigender Dosis die Toxizität zunimmt. Die Kunst des Therapeuten besteht demnach darin, einen mittleren Weg zu finden, der in diesem Beispiel offensichtlich bei einer AUC von 600 µg/l liegt. Allerdings lassen sich solche Mittelwerte nicht unmittelbar auf den einzelnen Patienten übertragen, da immer die individuellen Verhältnisse zu berücksichtigen sind.

Die geringe therapeutische Breite von Ciclosporin wird in anderen Indikationsbereichen nicht ganz so dringlich gesehen wie in der Transplantationsmedizin, in der Rheumatologie auch deshalb, weil die verwendeten Dosierungen meist geringer sind.

Die **Variabilität der Pharmakokinetik** von Ciclosporin resultiert aus vielerlei Einflüssen. Die Resorption wird beeinflusst von der Nahrung, vom Gallefluss (bei Sandimmun® Optoral bzw. Immunosporin® nicht mehr so stark wie bei der früheren Galenik) sowie von der Aktivität der beiden Enzyme CYP3A4 und P-Glykoprotein (P-Gp; unter anderem in der Darmschleimhaut, wo es in die Mukosazelle aufgenommene Fremdstoffe zurück ins Darmlumen schleust). Die Enzymaktivität wiederum hängt ab von der individuellen Ausstattung, dem Zustand der Induktion, der Konkurrenz anderer, gleichzeitig gegebener Wirkstoffe und von der Auslastung der Enzyme (z. B. Sättigung). Die (pflanzliche) Nahrung enthält zahlreiche Stoffe, die diese Enzyme hemmen oder induzieren können. Grapefruitsaft beispielsweise beeinflusst sowohl das CYP3A4 als auch das P-Gp. Auch pflanzliche Arzneimittel – hier ist an das Johanniskraut zu erinnern – müssen in diesem Zusammenhang beachtet werden. Die Erforschung dieser Zusammenhänge steht wahrscheinlich erst am Anfang.

Die individuelle Variabilität der Ciclosporin-Kinetik ist in der Transplantationsmedizin ein wichtiges Thema. Bei der Nierentransplantation beispielsweise ist die Variabilität von Ciclosporin ein Risikofaktor für das Transplantatüberleben. Die Fortentwicklung der Galenik des Ciclosporin-Präparates in Richtung einer geringeren pharmakokinetischen Variabilität (von Sandimmun® zu Sandimmun® Optoral bzw. Neoral®) hat zu erheblich weniger Abstoßungsreaktionen geführt.

Der von interessierter, aber schlecht beratener Seite lancierte Spruch „auf den Wirkstoff, nicht auf den Namen kommt es an" geht offensichtlich an den Tatsachen vorbei: Die Bedeutung der Galenik wird ignoriert. Dieser fundamentale Irrtum kann praktische Konsequenzen haben, wie auch die von Prof. Klaus Krüger mitgeteilte Kasuistik belegt (siehe unten). Konkret gilt dies für die Be-

Tabelle 9.3 Bioäquivalenz

pharmazeutische Äquivalenz	+	vergleichbare Bioverfügbarkeit
dieselbe Dosierform enthält dieselbe Menge desselben Wirkstoffs		Rate und Ausmaß, mit denen die therapeutische Verbindung resorbiert und im Blut verfügbar wird

urteilung der therapeutischen Äquivalenz von Arzneimitteln, ein Thema, das im Zuge der Sparnotwendigkeiten im Gesundheitswesen zunehmend an Bedeutung gewinnt. Im Bereich der Critical-dose-Pharmaka können Fehleinschätzungen fatale Folgen haben.

4 Therapeutische Äquivalenz

An die Austauschbarkeit wirkstoffgleicher Präparate werden weltweit praktisch gleiche Anforderungen gestellt (Gleiter und Gundert-Remy, 1994; Petersen, 2000; Welage et al., 2001). Um austauschbar zu sein, müssen Präparate therapeutisch äquivalent sein. Während für *unterschiedliche* Wirkstoffe eine äquivalente Wirksamkeit in speziell angelegten Patientenstudien gezeigt werden muss, reicht für *identische* Wirkstoffe der Nachweis der **Bioäquivalenz** (Tab. 9.3). Ihre Definition erscheint zunächst einfach:

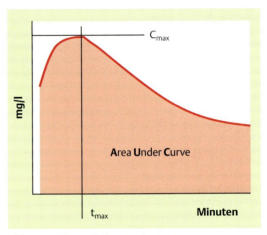

Abb. 9.3 Pharmakokinetische Parameter.

> **Bioäquivalenz =**
> pharmazeutische Äquivalenz +
> vergleichbare Bioverfügbarkeit

Pharmazeutische Äquivalenz bedeutet, dass dieselbe Dosierform dieselbe Menge des Wirkstoffs enthält, was nicht weiter problematisch ist. Deutlich mehr Erklärungsbedarf besteht bei der (vergleichbaren) **Bioverfügbarkeit**. Sie bezeichnet die Rate und das Ausmaß, mit denen die therapeutische Verbindung resorbiert und am Wirkort verfügbar wird. Da sich die Konzentration am Wirkort, z. B. im Bindegewebe oder in Gelenken, jedoch nur selten gut messen lässt, wird in der Regel die Konzentration des Wirkstoffs im Blut gemessen und angenommen, dass sie sich in anderen Organen oder Geweben mehr oder weniger proportional dazu verhält. Als Maß für die Wirkstoffexposition gibt der AUC-Wert an, wie viel vom verabreichten Wirkstoff im Organismus verfügbar wird. Nach intravenöser Injektion darf erwartet werden, dass dies die gesamte applizierte Menge ist. Bei oraler Gabe wird meistens ein geringerer Wert erreicht. Die Aussage z. B. „die Substanz hat eine Bioverfügbarkeit von 80%" besagt, dass der gemessene AUC-Wert bei oraler Gabe 80% des Wertes bei intravenöser Gabe erreichte.

Neben der AUC lassen sich aus dem Zeitverlauf der Plasmakonzentration weitere pharmakokinetische Parameter ableiten (Abb. 9.3): die maximale Konzentration (C_{max}) und die Zeit, in der diese erreicht wird (t_{max}).

5 Zulassung wirkstoffgleicher Medikamente

Bei der Zulassung wirkstoffgleicher Medikamente sind entsprechende pharmakokinetische Untersuchungen erforderlich. Im Vordergrund steht die Frage, ob das neue Präparat, im typischen Fall ein Generikum (Testpräparat), bei oraler Anwendung eine dem Original vergleichbare Bioverfügbarkeit besitzt. Zur Beantwortung dieser Frage werden die beiden wirkstoffgleichen Präparate nacheinander an denselben Probanden getestet, in der Regel gesunden männlichen Freiwilligen mittleren oder jüngeren Lebensalters. In diesem Fall stellt das Originalpräparat die Referenz dar; eine typische Aussage wäre z. B., dass das Testpräparat 95 % der Bioverfügbarkeit des Referenzpräparates erreicht.

Entscheidend für die Zulassung des Testpräparates ist die statistische Auswertung der Mittelwerte der individuellen AUC-Quotienten ($AUC_{Testpräparat}/AUC_{Referenzpräparat}$). Wie eng diese bei 1 liegen müssen und welche individuellen Abweichungen dabei toleriert werden, ist weniger eine Frage der Wissenschaft als der Empirie. Wurden früher größere Divergenzen geduldet, so werden heute die Grenzen enger gezogen (Welage et al., 2001). Nach den geltenden Vorschriften muss das 90 %-Konfidenzintervall der AUC-Quotienten zwischen 0,8 und 1,25 liegen. Etwas plastischer formuliert: Statistisch wird vorhergesagt, dass bei Wiederholung der Messung 90 % aller Werte bzw. Quotienten im Bereich dieser Vertrauensschranken liegen. Bei 10 Messungen wird also *ein „Ausreißer"* akzeptiert.

Bioverfügbarkeit: erlaubte Abweichungen

$$\frac{AUC_{Test}}{AUC_{Referenz}}$$

90 %-Konfidenzintervall 0,8 – 1,25

Bei einem Kopfschmerzmittel etwa erscheint diese Vorschrift ausreichend, da hier enge Grenzen der Bioäquivalenz wahrscheinlich nicht entscheidend sind. Wie weiter unten dargelegt, ist bei Critical-dose-Pharmaka allerdings ernsthaft zu fragen, ob die Grenzen eng genug gezogen sind (Reiffell, 2000; Lesser und Krauss, 2001) und es nicht vernünftig wäre, die erlaubten Abweichungen enger zu begrenzen. Seit langem wird von verschiedenen Seiten gefordert, die Schranken bei Critical-dose-Pharmaka einzuengen, z.B. auf 0,9 – 1,1 (National Kidney Foundation, 1998; Sheldon et al., 1998; Friesen und Walker, 1999). Grundsätzlich erlaubt auch die bestehende Regelung, für bestimmte Wirkstoffe engere Grenzen zu ziehen, in der Realität des Zulassungsverfahrens kommt dies jedoch nicht vor. Die Bioäquivalenz-Prüfung wirkstoffgleicher Medikamente verläuft recht schematisch als reines Aktengutachten, bei dem der Hersteller seine Daten einreicht, woraufhin die Zulassung erfolgt oder verweigert wird.

6 Kritische Beispiele inklusive Ciclosporin

Einzelwerte aus der amerikanischen Zulassungsstudie für das Ciclosporin-Generikum, das auch in Deutschland erhältlich ist, lassen Zweifel zu, ob die schematische Anwendung der Bestimmungen ausreicht, um die erforderliche Austauschbarkeit im Sinne einer therapeutischen Äquivalenz zu gewährleisten: Bei der AUC liegen in einem Kollektiv aus 31 Probanden 17,6 % der Quotienten unterhalb der 0,8-Grenze und weitere 2,9 % über der 1,25-Grenze; statt der theoretisch vorhergesagten 10 % fallen also sogar 20,5 % der Werte aus dem gesetzten Rahmen. Beim Wert von C_{max}, der maximalen Plasmakonzentration, liegen 38,2 % der Quotienten unter 0,8 und 2,9 % über 1,25. Da im Fall von Ciclosporin der C_{max} eine entscheidende Bedeutung für die Wirksamkeit zukommen dürfte, lässt besonders diese Messreihe Zweifel daran aufkommen, dass das Generikum in jedem Einzelfall eine ausreichende Wirksamkeit erzielt.

Die Apothekerinformation für das in Deutschland erhältliche Ciclosporin-Generikum gibt eine Bioverfügbarkeit von 81 % des Originals an. Die Gesamttendenz ist damit ähnlich wie in der erwähnten Messreihe und es stellt sich die Frage, welche Konsequenzen eine *durchschnittlich* 19 % geringere Bioverfügbarkeit haben könnte. Im Einzelfall sind größere Defizite mit dann auch unbefriedigender Wirksamkeit zu befürchten.

In der Praxis tritt zur kritischen Bioverfügbarkeit noch die individuelle Disposition bzw. pharmakokinetische Variabilität des Patienten hinzu. Bei einzelnen Patienten kann aufgrund eigener Besonderheiten die Bioverfügbarkeit schon im unteren Bereich liegen; wird nun auf eine Medikation umgestellt, die bereits von Haus aus weniger Wirkstoff verfügbar macht, besteht die Gefahr, mit dieser Umstellung endgültig aus dem Wirkbereich zu fallen, der bei höherer Bioverfügbarkeit noch erreichbar wäre.

Im Bereich der Transplantationsmedizin ergaben Spiegelmessungen, dass nierentransplantierte Patienten nach Umstellung auf das Ciclosporin-Generikum einen um 14 % höheren Dosisbedarf hatten. Die Dosis musste entsprechend angepasst werden, wodurch sich auch der nominelle Preisvorteil des Generikums deutlich relativierte (D. Abendroth, Ulm, persönliche Mitteilung). Klinische Auswirkungen schwerwiegender Art erscheinen möglich: Eine Auswertung von Nierentransplantationen in Europa (1998 – 2000) verglich das Transplantatüberleben, wenn das Originalpräparat oder ein Ciclosporin-Generikum angewendet wurde. Sicher besitzt der Unterschied von etwa 10% in der Überlebensrate nach einem Jahr zugunsten des Originals auch wegen der sehr unterschiedlichen Größe der Kollektive keine Beweiskraft, das Fazit jedoch lautet: Hier bitte aufpassen (zu besichtigen auf der Website der Collaborative Transplant Study Group – siehe Literatur).

Für den Austausch des Ciclosporin-Originalpräparats gegen Generika liegen in der Rheumatologie bisher keine Studien vor. Prof. Klaus Krüger, München, berichtete im Juni 2002 jedoch folgendes Fallbeispiel: Einen seiner Patienten mit rheumatoider Arthritis behandelte er erfolgreich mit 200 mg/d Ciclosporin (Sandimmun® Optoral): Der Krankheitsaktivitätsindex DAS dieses Patienten hatte sich nach 6 Monaten Monotherapie von 5,5 auf 2,8 verbessert. Während eines Aufenthaltes dieses Patienten in einer Reha-Einrichtung wurde die Therapie auf 200 mg/d eines Ciclosporin-Generikums umgestellt. Daraufhin verschlechterte sich dessen klinischer Zustand, so dass die Dosis auf 250 mg/d erhöht werden musste. Während einer 3-monatigen Generikumtherapie stieg der DAS auf 4. Das Ziel, durch den Generikumeinsatz Geld zu sparen, bezahlte der Patient mit einer Symptomverschlechterung und die Krankenkasse mit Mehrkosten durch die erhöhte Dosierung. Nachdem der Patient wieder sein ursprüngliches Ciclosporin-Präparat in der gewohnten Dosierung von 200 mg/d einnahm, besserten sich seine Symptome langsam wieder und das DAS war rückläufig. Tückisch an solchen Verläufen sind laut Krüger die möglichen Langzeitfolgen, da ein unerkannter Wirkverlust mit vermehrter Gelenkdestruktion einhergehen kann, die sich oft erst Jahre später durch verstärkte Beschwerden äußert.

Beispiele mit anderen Wirkstoffen unterstreichen die hohe klinische Bedeutung der Bioäquivalenz. Beim Phenprocoumon etwa, einem oralen Antikoagulans mit geringer therapeutischer Breite, ergab der Wechsel von Marcumar® auf ein entsprechendes Generikum eine Normalisierung des Quick-Wertes. Nach Rückkehr zur Vormedikation war dieser Effekt reversibel. Leider bleiben derartige Erfahrungen meist unpubliziert, aus Sorge um den Arbeitsaufwand und die Möglichkeit von Misshelligkeiten. Auch in diesem Fall ließ sich der berichtende Arzt nicht zu einem offiziellen Report bewegen (R. Raedsch, Wiesbaden, persönliche Mitteilung).

Nur in wenigen Fällen gelangen solche Erfahrungen in formaler Form an die Öffentlichkeit. Beim Critical-dose-Pharmakon Carbamazepin kam es nach Umstellung auf das Generikum bei zwei Kindern im Alter von 6 Jahren zu Überdosierungen in der Größenordnung von 120–140% (Referenzpräparat = 100%) mit entsprechenden deutlichen Nebenwirkungen (Gilman et al., 1993). Generika können also durchaus auch mehr Wirkstoff freisetzen als das Original. Bei zwei weiteren Patienten im Alter von 15 und 21 Jahren geschah beim Wechsel auf das Carbamazepin-Generikum das Umgekehrte: Die Plasmakonzentrationen fielen auf etwa 50–75% ab und die Patienten erlitten epileptische Anfälle (Welty et al., 1992). Die näheren Umstände dieser Fälle zeigen auch, dass der Wechsel auf ein Generikum dann besonders kritisch ist, wenn er ohne Wissen des Arztes geschieht.

In einer der wenigen klinischen Studien zur Bioäquivalenz-Problematik wurden insgesamt 45 Patienten mit Schizophrenie, bipolaren Störungen oder atypischen Psychosen mit Clozapin behandelt: Zunächst (Phase 1) erhielten alle Patienten das Original. Dann (Phase 2) erhielt ein Teil der Patienten (n = 21) 8 Wochen lang das Original weiter und in Phase 3 für 8 Wochen das Generikum, während der andere Teil der Patienten (n = 24) in Phase 2 für 8 Wochen auf das Generikum wechselte und in Phase 3 wieder Original erhielt. Nach den 16 Wochen der Phasen 2 und 3 wurden alle wieder auf das Original eingestellt. Interessant ist die Entwicklung zwischen Phase 2 und 3: Beim Wechsel vom Original zum Generikum kam es zu 5 Rezidiven und 9 erheblichen Verschlechterungen, beim umgekehrten Wechsel zu 2 erheblichen Verschlechterungen. Diese „nach den Regeln der Kunst" durchgeführte Studie von Kluznik et al. (2001) zeigt, dass klinische Probleme mit Generika nicht als Anekdoten abgetan werden dürfen, sondern einen ernst zu nehmenden Hintergrund haben können.

7 Konsequenzen

Der Bundesverband für Gesundheitsinformation und Verbraucherschutz hat im März 2002 im Einklang mit weltweiter Expertise gefordert, im Falle von Critical-dose-Pharmaka den Bereich der zwischen wirkstoffgleichen Präparaten tolerierten pharmakokinetischen Abweichungen zu reduzieren. Er verlangte außerdem, dass beim Wechsel zwischen wirkstoffgleichen Präparaten dieser

Tabelle 9.4 Konsensus des Bundesverbandes für Gesundheitsinformation und Verbraucherschutz zum Umgang mit wirkstoffgleichen Critical-dose-Pharmaka

- Einengung des Bereichs der tolerierten Abweichung von AUC und C_{max}
- obligate Kontrollen der Plasmakonzentration beim Wechsel zwischen wirkstoffgleichen Präparaten
- präparatespezifische Überwachung von Sicherheit und Wirksamkeit durch Meldesystem und amtliche Nachuntersuchungen
- Information und Einverständnis des Arztes bei Abgabe eines Aut-idem-Präparats

Kategorie die Plasmakonzentration gemessen wird. Die Überwachung der Sicherheit und Wirksamkeit soll präparatespezifisch (nicht wirkstoffspezifisch) durch ein Meldesystem und amtliche Nachuntersuchungen erfolgen (entsprechende Pläne scheinen amtlicherseits bereits zu existieren). Zuletzt forderte der Bundesverband, dass bei Abgabe eines Aut-idem-Präparates der Arzt informiert werden und nach Möglichkeit sein Einverständnis geben soll (Tab. 9.4).

Das Hauptmotiv für die Bewegung zur stärkeren Nutzung von Generika, der Wunsch nach einer preiswerteren Medizin, ist nicht ganz neu, ebenso wenig wie die damit einhergehende Tendenz zu einer stärkeren sozialen Differenzierung der medizinischen Leistungen. Schon 1899 unterschied von Ziemssen in seinem „Klinischen Recepttaschenbuch" bei der Pharmakotherapie zwischen „Ordinationsformen für die wohlhabende Klientel", der „*Pharmacopoea elegans*", und den „Vorschriften zum Billigordiniren für Armen-, Krankenversicherungs- und Kassenärzte", der „*Pharmacopoea oeconomica*". Auch das Thema Zuzahlung gab es damals schon: Der Arzt konnte auf dem Rezept „pp" notieren, *pro paupere* (= für den Armen), der damit von der Zuzahlung befreit war.

Literatur

Bowers LD. Therapeutic monitoring for cyclosporine: difficulties in establishing a therapeutic window. Clin Biochem 1991; 24: 81–87

Collaborative Transplant Study Group, Newsletter 1, März 2001. http://www.ctstransplant.org/public/literature/newsletters/2001/gif/2001-1.html (besucht am 24.3.2003)

Friesen MH, Walker SE. Are the current bioequivalence standards sufficient for the acceptance of narrow therapeutic index drugs? Utilization of a computer simulated warfarin bioequivalence model. J Pharm Pharmaceut Sci 1999; 2: 15–22

Gilman JT, Alvarez LA, Duchowny M. Carbamazepine toxicity resulting from generic substitution. Neurology 1993; 43: 2696–2697

Gleiter CH, Gundert-Remy U. Bioinequivalence and drug toxicity. How great is the problem and what can be done? Drug Saf 1994; 11: 1–6

Kluznik JC, Walbek NH, Farnsworth MG, Melstrom K. Clinical effects of a randomized switch of patients from clozaril to generic clozapine. J Clin Psychiatr 2001; 62 (Suppl 5): 14–17

Lesser RP, Krauss G. Editorial: Buy some today. Can generics be safely substituted for brand-name drugs? Neurology 2001; 57: 571–573

National Kidney Foundation. Drug Substitution in Transplantation. Recommendations to the Health Care Community. http://www.transweb.org/reference/articles/drugs/drug_substitution.htm (besucht am 28.3.2003)

Petersen K-U. Originale und Nachahmer. Med Klin 2000; 95: 26–30

Reiffell D. Formulation substitution and other pharmacokinetic variability: underappreciated variables affecting antiarrhythmic efficacy and safety in clinical practice. Am J Cardiol 2000; 85: 46–52

Sheldon R, Tam Y, Tsuyuki R, Zhanel G. Bioequivalence and interchangeability of narrow therapeutic range drugs. Canadian Society for Pharmaceutical Sciences Discussion. J Pharm Pharmaceut Sci 1998; 1: 2–7 http://www.ualberta.ca/~csps/JPPS1(1)/E.Palylyk-Colwell/bioequivalence.htm (besucht am 28.4.2003).

Welage LS, Kirking DM, Ascione FJ, Gaither CA. Understanding the scientific issues embedded in the generic drug approval process. J Am Pharm Assoc 2001; 41: 856–867

Welty TE, Pickering PR, Hale BC, Arazi R. Loss of seizure control associated with generic substitution of carbamazepine. Ann Pharmacother 1992; 26: 775–777

Teil 10
Neue Ansätze für immunsuppressive Therapien

Bernhard Manger

Mit diesem Beitrag wird eine Brücke geschlagen vom Ciclosporin, dem ersten spezifischen T-Zell-Inhibitor, zu neuen und zum Teil noch in der Entwicklung befindlichen immunsuppressiven Substanzen, die mit ihrer Wirkung ebenfalls am Lymphozyten angreifen. Vorgestellt werden ausgewählte Wirkstoffe, deren Einsatz bei Autoimmunerkrankungen in Zukunft von Bedeutung sein wird bzw. heute schon ist: der Purininhibitor Mycophenolsäure (Mycophenolat), die Proliferationsinhibitoren Rapamycin (Sirolimus) und Everolimus sowie der Migrationsinhibitor FTY720. Alle haben – allerdings in ganz unterschiedlicher Weise – den Lymphozyten als Target. In Tab. 10.1 sind diese und weitere Immunsuppressiva nach ihrem Wirkmechanismus zusammengestellt.

Tabelle 10.1   Immunsuppressiva

- Kortikosteroide
- Calcineurin-Inhibitoren: Ciclosporin, Tacrolimus
- Purin- und Pyrimidin-Antagonisten: Methotrexat, Azathioprin, Leflunomid, Mycophenolat, Brequinar
- Proliferationsinhibitoren: Rapamycin, Everolimus
- Migrationsinhibitoren: z. B. FTY720
- Translationsinhibitoren: z. B. Desoxyspergualin

1   Mycophenolsäure

1.1   Wirkmechanismus

Die Mycophenolsäure (Mycophenolat, MPA) ist ein Inhibitor der Purinsynthese, der zu einem Guanosin-Mangel führt. Indem sie die Inosinmonophosphat-Dehydrogenase (IMPDH) hemmt, blockiert sie die Bildung des Guanosinmonophosphats im Rahmen der De-novo-Purinsynthese. Dadurch kommt es zur Blockade der DNA- und RNA-Synthese. Der Ansatzpunkt von Mycophenolat (Abb. 10.1) ähnelt daher dem des Azathioprins (6-Mercaptopurin), das zum Einbau eines falschen Purins und damit ebenfalls zu einer insuffizienten DNA- und RNA-Synthese führt. Vergleichbar ist der Wirkmechanismus auch dem des Leflunomids, das analog die De-novo-Pyrimidinsynthese hemmt.

Lymphozyten sind in besonderem Maße von der Unterbindung der De-novo-Nukleotidsynthese betroffen. Während nämlich die meisten übrigen Zellen einen Großteil ihrer Nukleinsäuren, die aus dem Zelluntergang freigesetzt werden, wiederverwerten können (Salvage-Pathway), sind Lymphozyten weitgehend von der De-novo-Synthese abhängig und reagieren daher sehr empfindlich auf eine Verarmung an einzelnen Nukleotiden. Nach Exposition mit Mycophenolat ist die Apoptoserate der T- und B-Lymphozyten gesteigert. Die myelotoxischen Effekte von Mycophenolat sind aufgrund des selektiven Mechanismus weniger ausgeprägt als bei Azathioprin.

1.2   Verträglichkeitsprobleme

Das größte Verträglichkeitsproblem der Mycophenolsäure sind gastrointestinale Beschwerden in Form von Diarrhö, Bauchschmerzen und Übelkeit. Diese Nebenwirkungen schränken den Einsatz der Mycophenolsäure am meisten ein und führen am häufigsten zu Therapieabbrüchen. Weitere unerwünschte Wirkungen sind Harnwegs- und andere Infektionen, die in seltenen Fällen einen schweren septischen Verlauf nehmen können, Leukopenie, Anämie und Hypertonie.

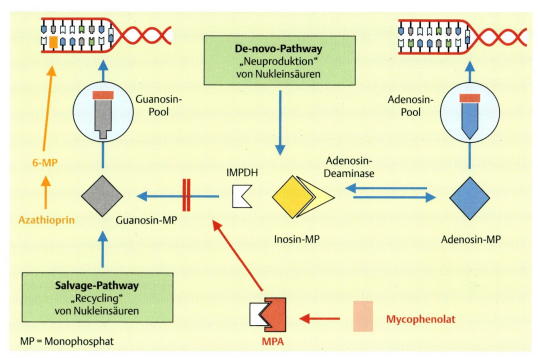

Abb. 10.1 Wirkmechanismus der Mycophenolsäure.

Tabelle 10.2 Mycophenolat bei rheumatoider Arthritis (Schiff et al., 1997, 1998)

	ACR20-Kriterien	Flares nach > 28 Tagen
2 × 2 g/d MMF	37,1 %	15 % bei Fortsetzung der MMF-Therapie 47 % bei Umsetzen auf Plazebo
2 × 1 g/d MMF	29,3 %	18 % bei Fortsetzung der MMF-Therapie 39 % bei Umsetzen auf Plazebo

Interaktionen mit Aciclovir, Antazida, Cholestyramin, Ganciclovir, Probenecid und Tacrolimus sind möglich.

1.3 Rheumatoide Arthritis

Zur Anwendung von Mycophenolsäure bei rheumatoider Arthritis (RA) liegt eine Studie von Schiff et al. (1997, 1998) vor, in der randomisiert und doppelblind zwei verschiedene Dosen von Mycophenolatmofetil (MMF) – 2 × 2 g/d versus 2 × 1 g/d – ohne Plazebokontrolle verglichen wurden. Die Ansprechraten nach den ACR20-Kriterien blieben mit 37,1 % unter der höheren und 29,3 % unter der niedrigeren Dosis sicherlich hinter den Erwartungen zurück. Nachdem die Patienten über 9 Monate mit 2 × 2 bzw. 2 × 1 g/d MMF behandelt worden waren, wurden sie randomisiert und verblindet mit der bisherigen Dosis weiterbehandelt oder auf Plazebo umgesetzt. Der Prozentsatz der Patienten, die nach 28 Tagen oder später (so lange dauert aufgrund der langen Halbwertszeit die Elimination der Mycophenolsäure) einen Schub ihrer Erkrankung erlitten, war in der Plazebogruppe jeweils deutlich höher. Dieser Unterschied in der Schubfrequenz wurde in der Studie als indirekter Hinweis auf die Wirksamkeit von MMF bei RA gewertet (Tab. 10.2).

Die in der Studie registrierte Toxizität bestand überwiegend aus den genannten gastrointestinalen Problemen und Lymphopenien.

In einer pharmakokinetischen Interaktionsstudie von Yocum et al. (1999) wurden keine Interaktionen zwischen MMF und Methotrexat festgestellt, so dass von daher eine kombinierte Gabe prinzipiell möglich ist.

1.4 Andere rheumatologische Erkrankungen

Zur Anwendung der Mycophenolsäure beim systemischen Lupus erythematodes (SLE) liegen sechs offene Studien an insgesamt 108 Patienten vor. Bei einigen davon wurde Mycophenolsäure in Kombination mit Azathioprin angewendet. Insgesamt sprach die Krankheitsaktivität auf die Therapie an und die Proteinurie ging zurück, bezüglich der Nierenfunktion und der immunologischen Parameter war jedoch kein ausgeprägter Effekt erkennbar.

In der randomisierten Studie von Chan et al. (2000) wurden 42 Patienten mit Lupusnephritis in der Induktionstherapie
– entweder 6 Monate lang mit oralem Cyclophosphamid + Prednisolon und dann weitere 6 Monate lang mit Azathioprin + Prednisolon (n = 21)
– oder 12 Monate lang mit MMF + Prednisolon (n = 21)

behandelt. Dieses Studiendesign ist relativ ungewöhnlich, da zwei sequenzielle Monotherapien (+ Steroid), von denen die zweite kein Standardprotokoll darstellt, mit einer einzigen Monotherapie (+ Steroid) verglichen werden. Die Remissionsraten in beiden Gruppen waren fast identisch mit 17 von 21 Patienten in der MMF- und 16 von 21 in der Cyclophosphamid-vor-Azathioprin-Gruppe.

Das Hauptproblem dieser Studie besteht darin, dass die Zahl der Patienten für den statistischen Nachweis der Äquipotenz dieser beiden Therapieschemata zu gering war, so dass das Ergebnis letztlich keine Schlussfolgerung zulässt. Ein weiteres schwerwiegendes Problem dieser Studie liegt darin, dass zumeist Patienten mit normaler Nierenfunktion und recht guten Ausgangsparametern behandelt wurden, die vielleicht gar keine Cyclophosphamid-Therapie benötigt hätten.

Im Follow-up dieser Studie wurden beide Therapiearme mit Azathioprin weiterbehandelt. Nach 2-jährigem Follow-up war die Schubrate der primär mit MMF behandelten Patienten doppelt so hoch wie die der Cyclophosphamid-vor-Azathioprin-Gruppe.

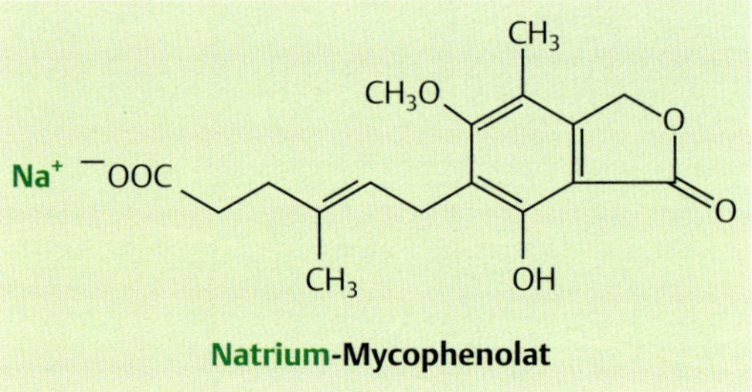

Abb. 10.2 Natrium-Mycophenolat.

In Einzelfallberichten wurden therapeutische Effekte von MMF bei Polymyositis und Felty-Syndrom (jeweils eine Kasuistik) mitgeteilt. In der pädiatrischen Literatur sind kleine Pilotstudien mit MMF bei juvenilen Arthritisformen (Ansprechen bei 3 von 8 Patienten), juvenilen Lupuspatienten (Ansprechen bei 2 von 4 sowie 6 von 10 Patienten, hier allerdings mit gehäuften Schüben im zweiten Jahr) und bei juveniler Mixed Connective Tissue Disease (Ansprechen bei 1 von 2 Patienten) zu finden (u.a. Spencer und Hickey, 1999; Imundo et al., 2001).

1.5 Natrium-Mycophenolat (myfortic™)

Die Mycophenolsäure wird seit mehreren Jahren als Medikament in Form des Mycophenolatmofetils vertrieben. In dieser Verbindung ist das Mycophenolat-Ion mit einem Mofetil-Rest verestert. Diese Esterbindung wird im sauren Magenmilieu aufgespalten, wodurch das pharmakologisch wirksame Mycophenolat freigesetzt wird.

Novartis hat nun eine neue Form des Mycophenolats entwickelt, das Natrium-Mycophenolat (Abb. 10.2). Das neue Medikament mit dem Namen myfortic™, das primär in der Transplantationsmedizin eingesetzt wird, ist galenisch so zubereitet („enteric-coated"), dass das Mycophenolat erst im Darm resorbiert wird (Granger, 2001).

2 Rapamycin (Sirolimus) und Everolimus

2.1 Rapamycin (Sirolimus)

Rapamycin (Sirolimus) ist seinem Wirkmechanismus nach ein entfernter Verwandter von Ciclosporin und eine Substanz, die auch in der Rheumatologie interessant werden könnte. Während Ciclosporin und Tacrolimus (FK506) in den

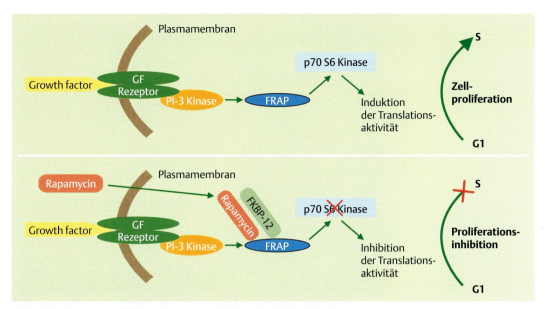

Abb. 10.3   Rapamycin-Wirkmechanismus: Inhibitor der Zellproliferation.

Stoffwechsel der primären T-Zell-Aktivierung eingreifen und den Übergang von der G0- in die G1-Phase blockieren, greift Rapamycin erst im Laufe der klonalen Proliferation ein und verhindert seinerseits den Übergang von der G1- in die S-Phase (Abb. 10.3).

Rapamycin bindet zunächst an einen intrazellulären Rezeptor, das FKBP-12. Daraufhin bilden Rapamycin, FKBP-12 und FRAP zusammen einen trimolekularen Komplex, der die p70 S6-Kinase hemmt, die für die Induktion des Übergangs von der G1- in die S-Phase unerlässlich ist. Rapamycin unterbricht damit die Signalübertragung zwischen IL-2 und der klonalen Expansion der T-Zelle.

Die „Verwandtschaft" zwischen Ciclosporin und Rapamycin gestaltet sich folgendermaßen: Tacrolimus und Ciclosporin sind beide Calcineurin-Inhibitoren. Tacrolimus und Rapamycin (Sirolimus) binden intrazellulär an dasselbe Bindungsprotein FKBP-12. Dennoch lösen beide einen ganz unterschiedlichen biologischen Effekt aus: Tacrolimus inhibiert Calcineurin und in der Folge die Produktion von Zytokinen (vor allem IL-2). Rapamycin dagegen inhibiert die p70 S6-Kinase und damit die Response der T-Zelle auf Zytokine (Tab. 10.3).

Sowohl für die Transplantationsmedizin als auch für die Rheumatologie ist von Interesse, dass der Effekt von Rapamycin sich nicht auf die IL-2-induzierte Lymphoproliferation beschränkt, sondern weitere Wachstumsfaktoren betrifft, deren Wirkungen ebenfalls über die p70 S6-Kinase vermittelt werden (siehe dazu Tab. 10.4).

Rapamycin wurde in mehreren autoimmunen Tiermodellen untersucht: Es eignete sich zur Behandlung der Adjuvans-Arthritis, sowohl wenn es vor Ausbruch der Erkrankung als auch mit schwächerer Wirkung, wenn es erst nach Ausbruch der Erkrankung eingesetzt wurde. Es hatte eine deutliche inhibierende Wirkung im Tiermodell der Multiplen Sklerose, der experimentellen allergischen Enzephalomyelitis, und auch bei der Fremdalbumin-induzierten (BSA-induzierten) Immunreaktion vom verzögerten Typ (DTH = Delayed Type Hypersensitivity). Beim Carragenan-induzierten Pfotenödem, wo das entzündliche Ödem im Vordergrund steht und T-Zell-vermittelte Mechanismen keine große Rolle spielen, war Rapamycin weniger wirksam und bei der Kollagen-induzierten Arthritis hatte es keinen Effekt.

2.2   Everolimus

Everolimus, eine weitere Neuentwicklung von Novartis, ist ein Rapamycin-Derivat, das durch Ergänzung einer Hydroxylgruppe und Alkylierung in Position 40 entstanden ist (Abb. 10.4). Dieses 40-O-alkylierte Rapamycin-Derivat hat

Tabelle 10.3 Wirkmechanismen von Ciclosporin, Tacrolimus, Rapamycin (Sirolimus)

	Ciclosporin	Tacrolimus	Rapamycin (Sirolimus)
bindet an	Ciclophilin	FKBP-12	FKBP-12
→		Inhibition von Calcineurin	Inhibition der p70 S6-Kinase
→		Arrest von G0 → G1	Arrest von G1 → S
Effekt:		Inhibition der Produktion von Zytokinen	Inhibition der Response auf Zytokine

Tabelle 10.4 Effekte von Rapamycin auf zahlreiche Zytokine

- IL-2-induzierte Lymphoproliferation
- IL-4-, IL-5-, IL-15-induzierte Lymphoproliferation
- IL-3-induziertes Wachstum hämatopoetischer Zellen
- bFGF-induziertes Wachstum von Endothelzellen/Fibroblasten
- bFGF- und PDGF-induziertes Wachstum von glatten Gefäßmuskelzellen
- spontane Proliferation von RA-Fibroblasten

andere pharmakokinetische Eigenschaften als die Ausgangssubstanz. Die Halbwertszeit von Everolimus ist kürzer (23 statt 60 h) und auch die Zeit bis zum Erreichen des Steady state (4 statt 6 Tage). Everolimus kann ohne Loading dose und in Kombination mit Ciclosporin angewendet werden, was für die Transplantationsmedizin wichtig ist.

Die Nebenwirkungen von Rapamycin und Everolimus sind ähnlich: Anstieg der Lipidwerte, Leuko- und Thrombozytopenie, gastrointestinale Beschwerden inklusive Diarrhö. Sowohl Rapamycin als auch Everolimus werden durch das von zahlreichen Medikamenten beanspruchte Zytochrom-P450-3A4 (CYP3A4) metabolisiert, wodurch sich zahlreiche potenzielle Interaktionen ergeben können (z. B. mit Ciclosporin, Rifampicin, Ketokonazol, Diltiazem).

In einer Transplantationsstudie mit Everolimus (1,5 mg/d bzw. 3 mg/d) wurden ausgeprägte mittlere Anstiege der Cholesterin- und Triglyzeridspiegel gemessen, die deutlicher als unter dem gleichzeitig untersuchten MMF ausfielen. Leuko- und Thrombopenien traten bei bis zu 17% der mit Everolimus behandelten Patienten auf (Neumayer et al., 1999).

Derzeit (6/2003) läuft eine multizentrische Phase-II-Studie mit Everolimus bei RA an 120 Methotrexat-Teilrespondern im Step-up-Design.

3 Migrationsinhibitor FTY720

FTY720 ist eine weitere hochinteressante Neuentwicklung. Das FTY720-Molekül hat eine Strukturähnlichkeit mit Sphingosin und wird wie dieses von dem Enzym Sphingosinkinase phosphoryliert. Dabei entsteht der aktive Metabolit FTY720-Phosphat (Abb. 10.**5**).

FTY720-Phosphat bindet an den Sphingosin-1-Phosphat-Rezeptor-4 ($S1P_4$), der früher auch als EDG6-Rezeptor bezeichnet wurde. Dieser Rezeptor hat eine Funktion bei der Migration von Zellen. Zum Teil vermittelt er seine Wirkung über den Zytokinrezeptor CCR7. Die Bindung des FTY720-Phosphats am $S1P_4$ scheint aber noch auf einem anderen Weg wirksam zu werden. Bei Knock-out-Tieren für den CCR7-Rezeptor ist der Effekt von FTY720 nämlich immer noch nachweisbar, lässt sich aber durch einen Antikörper gegen den $S1P_4$-Rezeptor blockieren. Ein Teil der FTY720-Wirkung auf die Zellmigration wird demnach direkt über diesen Rezeptor ausgelöst (Brinkmann und Lynch, 2002).

Ohne FTY720-Phosphat bleiben zirkulierende zytotoxische T-Zellen am Endothel haften und/oder infiltrieren das entzündlich veränderte Gewebe, in der Rheumatologie vor allem das entzündete Gelenk und in der Transplantationsmedizin das Transplantat (Abb. 10.**6a**).

Mit FTY720-Phosphat akkumulieren die aktivierten T-Zellen in viel stärkerem Maße im lymphatischen Gewebe (Lymphknoten, Peyersche Plaques) und migrieren in weit geringerer Zahl an den Ort der Entzündung. Die Anzahl zytotoxischer T-Zellen im Blutkreislauf und im entzündeten Gewebe nimmt deutlich ab, das so genannte Homing im lymphatischen Gewebe zu (Abb. 10.**6b**).

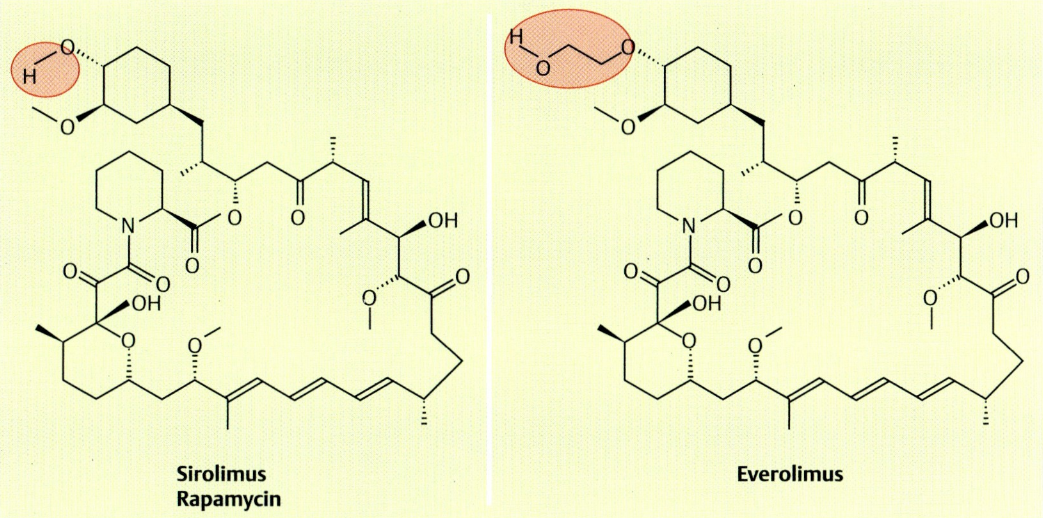

Abb. 10.4 Sirolimus und Everolimus (Struktur).

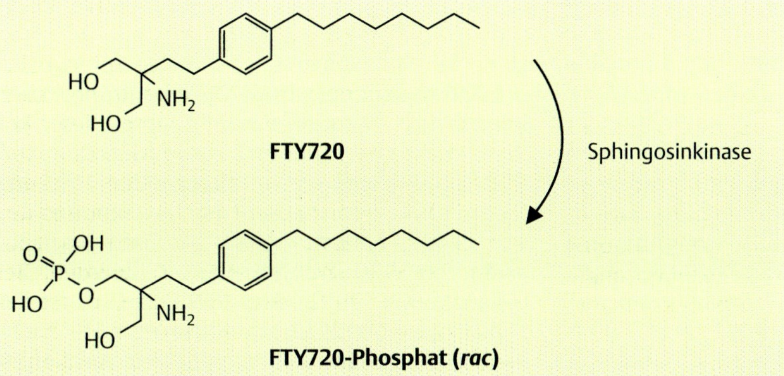

Abb. 10.5 FTY720 (Struktur).

Im Maus-Herztransplantations-Modell ließ sich nachweisen, dass die Gefäßinfiltration mit Lymphozyten unter FTY720-Behandlung abnimmt, wodurch der mittlere luminale Einschluss in Herzkranzgefäßen sehr deutlich zurückgeht.

! FTY720 induziert das Homing von Lymphozyten im sekundären lymphatischen Gewebe und hemmt ihre Auswanderung in die Blutbahn und damit an den Ort der entzündlichen Erkrankung. Die Zahl der T- und auch der B-Zellen in Blut und Gelenk geht zurück. Damit hat FTY720 einen völlig anderen Wirkmechanismus als die übrigen Immunsuppressiva. Mit allen verfügbaren Methoden lässt sich unter dieser Substanz keine Unterdrückung der T-Zell-Aktivierbarkeit, der Produktion von Zytokinen, der proliferativen Antwort oder der Antikörper-Bildung messen. Offensichtlich werden die Lymphozyten in ihrer Funktion nicht beeinträchtigt, sondern nur in den lymphatischen Organen festgehalten.

In der ersten Studie, in der FTY720 beim Menschen eingesetzt wurde, wurde der Verlauf der Lymphozytenzahlen im peripheren Blut (Lymphozyten/mm^3) über 24 h nach Einmalgabe verschiedener FTY720-Dosen untersucht. Die Lymphozytenzahl von anfänglich etwa 1800/mm^3 fällt innerhalb weniger Stunden deutlich ab. Bei niedriger Dosierung (0,125–1 mg) steigt sie in

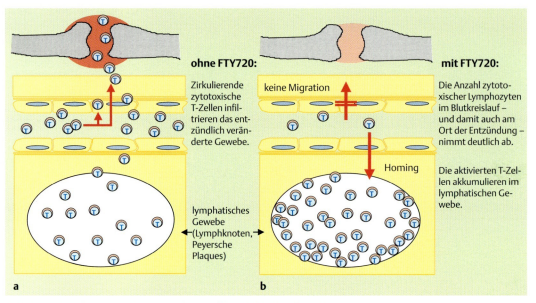

Abb. 10.6 Lymphozytenmigration **a** ohne und **b** mit FTY720-Phosphat.

der zweiten Tageshälfte wieder an, bei höherer Dosierung (2,5–5 mg) bleibt sie den ganzen Tag über niedrig.

Im längerfristigen Therapieverlauf über 28 Tage pendeln sich die Lymphozytenzahlen je nach FTY720-Dosis von 0,125 mg/d bis 5 mg/d etwa zwischen 1200 und 500 Lymphozyten/mm^3 ein. Nach dem Absetzen an Tag 28 bewegen sich die Lymphozytenzahlen langsam wieder in Richtung der Ausgangswerte (Budde et al., 2002) (Abb. 10.7).

Als unerwünschte Wirkung unter FTY720 wurden leichte Bradykardien beobachtet, die darauf beruhen könnten, dass auf Herzmuskelzellen ein Sphingosin-1-Phosphat-Rezeptor-3 ($S1P_3$) vorkommt, der mit dem $S1P_4$-Rezeptor verwandt ist, über den die FTY720-Wirkung vermittelt wird. Bisher traten jedoch keine echten klinischen Probleme durch diese leichten Bradykardien auf. Da FTY720 keine Nieren-, Leber-, Pankreas- oder Knochenmarkstoxizität hat und keine gastrointestinalen Nebenwirkungen auslöst, ist aus jetziger Sicht ein vielversprechendes Toxizitätsprofil zu konstatieren. Die Substanz wird auch nicht über CYP3A4 metabolisiert, wodurch zahlreiche Interaktionen entfallen.

Die Effizienz von FTY720 wurde in zahlreichen Transplantations- und Autoimmunmodellen untersucht. Dabei ergaben sich ein Synergismus mit anderen Immunsuppressiva sowie eine Effizienz bei der Adjuvans- und Kollagen-induzierten Arthritis, der experimentellen autoimmunen Enzephalitis, der autoimmunen Myokarditis, der experimentellen Uveoretinitis und auch bei MRL/lpr-Mäusen, einem murinen SLE-Modell. Hinsichtlich des Überlebens der Lupusmäuse war FTY720 ähnlich effektiv wie Methylprednisolon und deutlich effektiver als die Kontrolle (Okazaki et al., 2002) (Abb. 10.8).

Die beiden derzeit erkennbaren Hauptvorteile von FTY720 sind der völlig neue Wirkmechanismus, der auch bei der Anwendung am Menschen eine synergistische Wirkung mit anderen Immunsuppressiva verspricht, und das bisher gute Toxizitätsprofil. Vor allem für die Transplantationsmedizin ist außerdem von Interesse, dass aufgrund der geringen intraindividuellen Variabilität in der Verfügbarkeit des Wirkstoffs regelmäßige Blutspiegelkontrollen wahrscheinlich nicht erforderlich sind. Die derzeit eingesetzten Dosen liegen zwischen 1 und 2,5 mg/d. Die Substanz hat eine lange Halbwertszeit von 95–121 h, was auch die lange Nachwirkung auf die Lymphozytenzahlen erklärt (siehe Abb. 10.7).

Für die Rheumatologie kann diese Substanz große Chancen bieten, wenn sich z. B. durch ihren Einsatz die drastische T-Zell-Depletion im synovialen Gewebe, die durch eine TNF-Blockade induziert wird, besser und länger erhalten lässt. Vorstellbar ist, dass FTY720 parallel oder auch

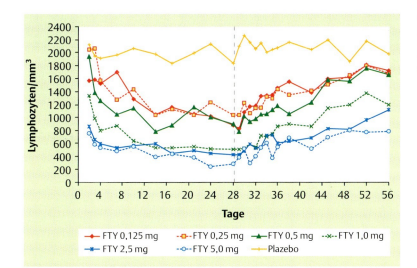

Abb. 10.7 Mittlere Lymphozytenzahl unter FTY720 (über 56 Tage mit 28 Tagen Therapie) (nach Budde et al., 2002).

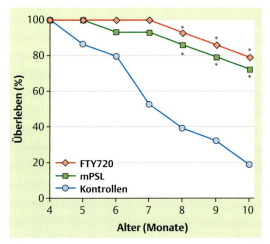

Abb. 10.8 FTY720-Effizienz im murinen SLE-Modell bei MRL/lpr-Mäusen (nach Okazaki et al., 2002).

nach einer Zytokinblockade eingesetzt wird, um zu verhindern, dass das von Lymphozyten entleerte Synovialgewebe schnell wieder von aktivierten Lymphozyten repopuliert wird. Möglicherweise ergibt sich mit FTY720 ein idealer neuer Kombinationspartner.

Literatur

Brinkmann V, Lynch KR. FTY720: targeting G-protein-coupled receptors for sphingosine 1-phosphate in transplantation and autoimmunology. Curr Opin Rheumatol 2002; 14: 569–575

Budde K, Schmouder RL, Brunkhorst R, Nashan B, Lücker PW, Mayer T, Choudhury S, Skerjanec A, Kraus G, Neumayer HH. First human trial of FTY720, a novel immunomodulator, in stable renal transplant patients. J Am Soc Nephrol 2002; 13: 1073–1083

Chan TM, Li FK, Tang CS, Wong RW, Fang GX, Ji YL, Lau CS, Wong AK, Tong MK, Chan KW, Lai KN. Efficacy of mycophenolate mofetil in patients with diffuse proliferative lupus nephritis. Hong Kong-Guangzhou Nephrology Study Group. N Engl J Med 2000; 343: 1156–1162

Granger DK; ERL B 301 Renal Transplant Study Group; ERL B 302 Renal Transplant Study Group. Enteric-coated mycophenolate sodium: results of two pivotal global multicenter trials. Transplant Proc 2001; 33: 3241–3244

Imundo LF, Ebner-Lyon L, Li SC, Lui R, Kimura Y. An increased relapse rate in the second year follow-up of mycophenolate mofetil therapy in childhood SLE. Arthritis Rheum 2001; 44: S261 (abstract 1251)

Neumayer HH, Paradis K, Korn A, Jean C, Fritsche L, Budde K, Winkler M, Kliem V, Pichlmayr R, Hauser IA, Burkhardt K, Lison AE, Barndt I, Appel-Dingemanse S. Entry-into-human study with the novel immunosuppressant SDZ RAD in stable renal transplant recipients. Br J Clin Pharmacol 1999; 48: 694–703

Okazaki H, Hirata D, Kamimura T, Sato H, Iwamoto M, Yoshio T, Masuyama J, Fujimura A, Kobayashi E, Kano S, Minota S. Effects of FTY720 in MRL-lpr/lpr mice: therapeutic potential in systemic lupus erythematosus. J Rheumatol 2002; 29: 707–716

Schiff M, Stein G, Leishman B. CellCept® (mycophenolate mofetil – MMF), a new treatment for RA: a 9-month, randomized, double-blind trial, comparing 1 g BID and 2 g BID. Arthritis Rheum 1997; 40: S194 (abstract 980)

Schiff MH, Leishman B. CellCept® (mycophenolate mofetil – MMF), a new treatment for RA: a 12-week, double-blind, randomized, placebo-controlled withdrawal trial. Arthritis Rheum 1998; 41: S364 (abstract 1991)

Spencer H, Hickey K. The short term safety and efficacy of mycophenolate (CellCept) in treatment of children with pediatric rheumatic diseases. Arthritis Rheum 1999; 42: S184 (abstract 684)

Yocum D, Kremer J, Blackburn W, Caldwell J, Furst D, Nunez M, Zuzga J, Zeig S, Gutierrez M, Merrill J, Dumont E, Leishman B. CellCept® (mycophenolate mofetil – MMF) and methotrexate (MTX): safety and pharmacokinetic (PK) interaction study in rheumatoid arthritis patients. Arthritis Rheum 1999; 42: S83 (abstract 76)

Sachverzeichnis

A

Akroosteolysen, Psoriasis-Arthritis 61
Amenorrhö, Cyclophosphamid-Nebenwirkung 25
Anakinra, juvenile idiopathische Polyarthritis 21
Anämie, aplastische (SLE), Ciclosporin 28 f
Angina pectoris, systemischer Lupus erythematodes 26
Ankylosen, Psoriasis-Arthritis 61
Antigen, persistierendes 5
Antigen-präsentierende Zelle (APC) 6
Antikörper, monoklonale 1
Äquivalenz, pharmazeutische und therapeutische 84
Arteriitis temporalis 34
Arteriole, afferente 71 ff
- Effekte von Ciclosporin 72 f
- funktionelle und strukturelle Veränderungen 72 f
- Vasokonstriktion 71 f
Arteriolopathie 72, 75
Arthritis
- andere (JIA) 14 f
- mit Enthesitis (JIA) 14
- - Uveitis 17
- der Finger- und Zehenendgelenke, Psoriasis-Arthritis 59
- juvenile idiopathische (JIA) 14 ff
- - Ausschlusskriterien 15
- - Ciclosporin 18 f
- - Definition 14
- - Methotrexat 18
- - Unterformen 14 f
- juvenile systemische 14 f
- - Ciclosporin 18 f
- - Immunsuppression 16
- - Steroidtherapie 16
- mutilierende, Psoriasis-Arthritis 60
- rheumatoide
- - Autoantigene 9, 11
- - Ciclosporin 47 f
- - ethnische Einflüsse 6
- - Frühtherapie 41 ff
- - Gelenkdestruktion 42
- - Methotrexat 47 f
- - Mortalität 41
- - Mycophenolsäure 89
- - Pathogenese 5 ff, 13
- - radiologische Progression 41
- - Synovialis 11
- - therapeutische Meilensteine 47
- schwere destruierende 62
AT1-Rezeptor-Antagonisten, Ciclosporin-induzierte Hypertonie 78
Atherosklerose, akzelerierte 23
Ausschlusskriterien, juvenile idiopathische Arthritis 15
Aut-idem-Präparat 87
Autoaggressivität, Induktion 6 f
Autoantigene, rheumatoide Arthritis 9, 11
Autoantikörper 7, 9
Autoimmunerkrankungen 7
- Ciclosporin-induzierte Nephrotoxizität 70
- Effektorphase 9 f
- Gewebedestruktion 9 f
- Nierenbiopsien unter Ciclosporin-Therapie 74
- Pathogenese 9 ff
- Point of no return 11
Autoimmunität, Induktion 6 f
Azathioprin
- Kinderrheumatologie 20
- primäre Vaskulitiden 36
- Psoriasis-Arthritis 63
- Schwangerschaft 27 f
- Wirkmechanismus 88

B

Basistherapeutika 42 f
- therapeutische Lebensdauer 43
- Zulassung für Psoriasis-Arthritis 62 f
Basistherapie, Psoriasis-Arthritis 62

Behçet-Uveitis siehe Uveitis, Morbus Behçet
Bioäquivalenz 84
- Critical-dose-Pharmakon 85
- klinische Bedeutung 86
- Prüfung 85
Biologicals
- Kinderrheumatologie 20 f
- Psoriasis-Arthritis 66 ff
- rheumatoide Arthritis 47
Bioverfügbarkeit 84
- Ciclosporin-Generikum 85 f
- kritische 85
Blutdruck, Messungen unter Ciclosporin 76 ff
B-Lymphozyten, B-Zellen 7, 9

C

Calcineurin 2
Calcineurin-Antagonismus 11
Calcineurin-Inhibitoren 88, 91
Chapel-Hill-Klassifikation 33 f
Chloroquin, Schwangerschaft 27 f
Churg-Strauss-Syndrom 33 f
- Ciclosporin 38
Ciclosporin
- autoimmune Nierenerkrankungen 75
- C_2-Wert 79
- Churg-Strauss-Syndrom 38
- Critical-dose-Pharmakon 81, 83 ff
- Dosisreduktion 76 ff
- Effekte am proximalen Tubulus 72 f
- Effekte an der afferenten Arteriole 72
- empfohlene Kontrolluntersuchungen 76
- fokal-segmentale Glomerulosklerose 75
- geringe therapeutische Breite 83
- idiopathisches nephrotisches Syndrom 75
- juvenile Dermatomyositis 20
- juvenile idiopathische Arthritis 18 f
- juvenile systemische Arthritis 18 f
- Kombinationstherapie 44 f, 47 f, 53 f, 57
- Lupusnephritis mit nephrotischem Syndrom 27
- Makrophagen-aktivierendes Syndrom 19 f
- mikroskopische Polyangiitis 37
- Monitoring renaler Nebenwirkungen 76
- Morbus Behçet 38 f
- Nebenwirkungen 36
- – bei Kindern 18
- Nierenbiopsien 74
- primäre (ANCA-assoziierte) Vaskulitiden 36 ff
- Psoriasis-Arthritis 63 ff, 68
- renale unerwünschte Wirkungen 70 ff
- – Mechanismen 71 f
- rheumatoide Arthritis 47 f
- Schwangerschaft 27 f
- Schwellendosis für irreversiblen Nierenschaden 77

- Sklerodermie 75
- Spiegelmessung bei Autoimmunerkrankungen 79
- Steroidreduktion 20
- systemischer Lupus erythematodes 27 ff
- Takayasu-Arteriitis 38
- Talblutspiegel (C_0-Wert) 79
- Therapiemonitoring 70, 72, 76
- T-Zell-Aktivierung 2
- Urtikaria-Vaskulitis 38
- Variabilität der Pharmakokinetik 83
- Wegener-Granulomatose 37
- Wirkmechanismus 2, 11 f, 92
- Zulassung für Psoriasis 62 f
Ciclosporin + Etanercept 54
Ciclosporin + Hydroxychloroquin 54
Ciclosporin + Infliximab 54
Ciclosporin + Leflunomid 53
Ciclosporin + Methotrexat 44 f, 47 ff, 50 ff, 54
- ACR20-Kriterien 51 ff
- C-reaktives Protein 52 f
- Kosten 55
- Psoriasis-Arthritis 64 f
- Verträglichkeit 50
Ciclosporin + parenterales Gold 54
Ciclosporin + Sulfasalazin 54
Ciclosporin-Generikum 85 f
COBRA-Studie 49
C-reaktives Protein, Kombinationstherapie 52 f
Critical dose 82
Critical-dose-Pharmakon 81 ff, 86 f
- Beispiele 82
- Bioäquivalenz 85
Cyclophosphamid
- Lupusnephritis 26 f
- Nebenwirkungen 25 f
- primäre Vaskulitiden 35 f
- Schwangerschaft 27 f
- systemischer Lupus erythematodes 24 f

D

Daktylitis, Psoriasis-Arthritis 61
Dapson, Schwangerschaft 27 f
De-novo-Purinsynthese 88
De-novo-Pyrimidinsynthese 88
Dermatomyositis, juvenile 17
- Ciclosporin 20
- Immunsuppression 17
DMARD (disease modifying antirheumatic drug) 42
DMARD-Kombinationen, Vergleich mit Kombinationen aus DMARD + Biological 55 ff
D-Penicillamin
- Psoriasis-Arthritis 63
- Schwangerschaft 28
DRB1-Molekül 9

E

Endothelzellschaden, afferente Arteriole 72
Epitope spreading 7
Erosionen
– Psoriasis-Arthritis 61
– rheumatoide Arthritis 41 f
Erregerpersistenz 5
Etanercept
– Frühtherapie der rheumatoiden Arthritis 45 f
– Kinderrheumatologie 20 f
– Kombinationen 57
– Makrophagen-aktivierendes Syndrom 19
– Psoriasis-Arthritis 63, 66 ff
Everolimus 88, 91 f
– Nebenwirkungen 92
Expansion, klonale 9

F

Fauci-Protokoll 35
– Langzeitproblematik 35
Felty-Syndrom, Mycophenolsäure 90
Fibrose
– (fokale) interstitielle 72, 74 f
– streifige 72, 74
– tubulointerstitielle 75
FKBP12 91 f
Frühtherapie der rheumatoiden Arthritis 41 ff
– Berliner monozentrische Studie 43 ff
– Etanercept 45 f
– Methotrexat 46
FTY720 88, 92 ff
– Maus-Herztransplantations-Modell 93
– Nebenwirkungen 94
– periphere Lymphozytenzahl 93 f
– Transplantations- und Autoimmunmodelle 94
– Wirkmechanismus 92 f

G

Gelenkzerstörung, Frühtherapie der rheumatoiden Arthritis 43
Glomerulonephritis
– membranöse (SLE) 27
– – Ciclosporin 27, 29
– minimal-change 75
Glomerulosklerose, fokale segmentale
– afferente Arteriole 72
– Ciclosporin 75
Gold (i.m., oral), Psoriasis-Arthritis 63, 66
Gonadenschädigung, Cyclophosphamid-Nebenwirkung 25 f
Grapefruitsaft 83

H

Hämophilie, erworbene (SLE), Ciclosporin 29
Herzerkrankung, asymptomatische koronare, systemischer Lupus erythematodes 26
Hit-and-hide-Hypothese 5
Hit-and-run-Hypothese 6
HLA-Antigene, -System 6, 9
HLA-B27 17
– assoziierte Erkrankung 15
Homing von Lymphozyten 92 f
Hyalinose, afferente Arteriole 72
Hyperfiltration(ssyndrom) 75
Hyperkaliämie 70, 73
Hypersensitivitätsvaskulitis 33 f
Hypertonie (arterielle), Ciclosporin-induzierte 70
– antihypertensive Therapie 78
– AT1-Rezeptor-Antagonisten 78
– Endothelin-Freisetzung 77 f
– Kalziumantagonisten 78
– Leitlinien zur Minimierung und Vermeidung 77 f
– Mechanismen 77 f
– Prostaglandin-Metabolismus 77 f
– Renin-Angiotensin-Aldosteron-System 77 f
– Risikofaktor 77 f
Hyperurikämie 70, 73
Hypomagnesiämie 70, 73

I

IL-2-Hemmung 11
IL-2-Rezeptor, löslicher 36
ILAR-Kriterien (International League of Associations in Rheumatology), Nomenklatur 14
Immunglobuline, Lupusnephritis 26
Immunsuppression, immunsuppressive Therapie
– juvenile Dermatomyositis, 17
– juvenile idiopathische Arthritis 15 f
– Makrophagen-aktivierendes Syndrom 17
– Schwangerschaft 27 f
– Uveitis 17
Immunsuppressiva 88
Immunsystem
– spezifisches 3
– unspezifisches 3, 13
Infliximab
– Kinderrheumatologie 21
– Psoriasis-Arthritis 63, 67 f
Infliximab + Methotrexat, Kosten 55
Inosinmonophosphat-Dehydrogenase (IMPDH) 88
Interleukin-1 (IL-1) 1
Interleukin-2 (IL-1) 2, 7
International Kidney Biopsy Registry of Cyclosporine in Autoimmune Diseases 74
Ischämie, afferente Arteriole 72

J

Johanniskraut 83

K

Kalziumantagonisten, Ciclosporin-induzierte Hypertonie 78
Kawasaki-Krankheit 33 f
Kinderrheumatologie 14 ff
– Ciclosporin 19 f
– Immunsuppression 17 ff
– Kortikosteroide 16 ff
– Methotrexat 18
– Nomenklatur 14 f
Knochenanbau, periostaler, Psoriasis-Arthritis 61
Kombinationstherapie
– mit Ciclosporin 44 f, 47 f, 53 f, 57
– C-reaktives Protein 52 f
– Einsatzstrategien 47 ff
– Häufigkeit der Verordnung 47
– mit Methotrexat 44, 48 ff
– rheumatoide Arthritis 43, 47 ff
– Tugwell-Studie 47, 50 ff
Komplex, trimolekularer 7
Kortikosteroide
– intraartikuläre, Kinderrheumatologie 18
– Kinderrheumatologie 16 ff
– Lupusnephritis 26 f
– Makrophagen-aktivierendes Syndrom 17
– Psoriasis-Arthritis 62
– systemische juvenile Arthritis 16
– Wachstumsstörungen 16
Krankheitssuszeptibilität 9

L

Leflunomid
– Kinderrheumatologie 20
– Psoriasis-Arthritis 63
– rheumatoide Arthritis 47 f
– Schwangerschaft 28
Lokaltherapie mit Steroiden
– Kinderrheumatologie 18
– Oligoarthritis (JIA) 16
– Psoriasis-Arthritis 62
Lupus erythematodes, systemischer (SLE) 23 ff
– Ciclosporin 27 ff
– Herzbeteiligung 23
– Mycophenolsäure 90
– Nierenbeteiligung 24
– Todesursachen 23 f
– Überlebensrate 23 f
– ZNS-Beteiligung 24
Lupusnephritis 24
– Ciclosporin 27 ff
– nephrotisches Syndrom 27
– Therapiestudien 26
Lyme-Arthritis 5
Lymphozyten 5 ff
– De-novo-Nukleotidsynthese 88
Lymphozytenmigration 94

M

Makrophagen 2, 9, 11 ff
Makrophagen-aktivierendes Syndrom 16 f
– Ciclosporin 19 f
– Immunsuppression 17
– Steroidtherapie 17
Methotrexat
– Frühtherapie der rheumatoiden Arthritis 45 f
– Kinderrheumatologie 18
– Kombinationstherapie 44, 48 ff
– Nebenwirkungen bei Kindern 18
– primäre Vaskulitiden 35
– Psoriasis-Arthritis 63 f, 66, 68
– rheumatoide Arthritis 47 f
– Schwangerschaft 27 f
– therapeutische Lebensdauer 43
Methotrexat + Biologicals 49
Methotrexat + Ciclosporin 44 f, 47 ff, 50 ff, 54
– ACR20-Kriterien 51 ff
– C-reaktives Protein 52 f
– Kosten 55
– Psoriasis-Arthritis 64 f
– Verträglichkeit 50
Methotrexat + Infliximab, Kosten 55
Methotrexat + Leflunomid 49
Methotrexat + Prednisolon 44 f
Methotrexat + Sulfasalazin + (Hydroxy-)Chloroquin 48 f
MHC-Klasse-II-Moleküle 7
Migration, T-Zelle 9 f
Migrationsinhibitoren 88, 92 ff
Mikrokalzifikationen 73
Mimikry, molekulare 6
Minderperfusion, renale 71 f
Monozyten siehe Makrophagen
Morbus Behçet, Ciclosporin 38 f
Morbus Kimmelstiel-Wilson 72, 75
Morbus Still 14 f
Mutilationen, Psoriasis-Arthritis 61 f
Mycophenolat, -phenolsäure 88 ff
– rheumatoide Arthritis 89
– systemischer Lupus erythematodes 90
– Verträglichkeit 88 f
– Wirkmechanismus 88 f
Mycophenolatmofetil
– Lupusnephritis 26
– Schwangerschaft 27 f

N

Natrium-Mycophenolat 90
Nephropathie, minimal-change 75
nephrotisches Syndrom, idiopathisches, Ciclosporin 75
Nephrotoxizität, Ciclosporin-induzierte 70 ff
- idiopathisches nephrotisches Syndrom 75
- Leitlinien zur Minimierung und Vermeidung 76 f
- Mechanismen 71 f
- Risikofaktoren und -indikatoren 71 f, 75
Nierenerkrankungen, autoimmune, Ciclosporin 75
Nierenfunktionseinschränkungen, reversible, Ciclosporin 70 ff
Nierenschäden, irreversible
- Ciclosporin 70 f
- Schwellendosis von Ciclosporin 77
NSAR
- Interaktion mit Ciclosporin 76
- Psoriasis-Arthritis 62
- rheumatoide Arthritis 42
Number needed to treat (NNT) 55 f

O

Okklusion, afferente Arteriole 72
Oligoarthritis (JIA)
- extended 14
- Immunsuppression 15 f
- Lokaltherapie 16
- persistierende 14 f
Organbeteiligungen (SLE)
- Prognosefaktor 24
- Therapie 24 f
Osteolysen, Psoriasis-Arthritis 61
Ovarialinsuffizienz, Cyclophosphamid-Nebenwirkung 26

P

Panarteriitis nodosa 33 f
Parallel-Strategie 48
Parasyndesmophyten, Psoriasis-Arthritis 61
Peptid, antigenes 7
Permanent-hit-Hypothese 5
P-Glykoprotein 83
Pharmaka geringer therapeutischer Breite 81
Polyangiitis, mikroskopische 34
- Ciclosporin 37
Polyarthritis
- asymmetrische, Psoriasis-Arthritis 59
- seronegative und seropositive (JIA) 14 f
- - Immunsuppression 16
Polymyositis, Mycophenolsäure 90
Priming(-Phase) 9 f
Proliferationsinhibitoren 88
Prostazyklin, Ciclosporin-induzierte Nephrotoxizität 71 f
Psoriasis-Arthritis 59 ff
- Abfolge von Haut- und Gelenkbefall 59 f
- Ciclosporin 63 ff
- Diagnose(kriterien) 60 f
- Differenzialdiagnose 60 f
- juvenile idiopathische Arthritis 14 f
- Klinik 60
- Lebensqualität 67
- Methotrexat 63 f, 66
- modifizierte ACR20-Responder-Kriterien 67
- Prävalenz 59
- Prognose 62
- radiologische Progression 62
- Röntgenzeichen 61
- Studienlage 63
- Therapie 62 ff
- Unterformen 59 f
- zugelassene Medikamente 62 f
Psoriasis Arthritis Response Criteria (PsARC) 67
Psoriasis-Arthritis sine Psoriase 59
Purin-Antagonisten, -inhibitoren 88
Pyramide der RA-Behandlung, modifizierte und traditionelle 42
Pyrimidin-Antagonisten 88

R

Rapamycin 88, 90 f
- Effekte auf Zytokine 92
- Nebenwirkungen 92
- Tiermodelle 91
- Wirkmechanismus 90 f
Remissionserhaltung, primäre Vaskulitiden 36
- Ciclosporin 37 ff
Remissionsinduktion, primäre Vaskulitiden 36
- Ciclosporin 37, 39
Rezidivprophylaxe, primäre Vaskulitiden, Ciclosporin 37
Rheumafaktoren 9
Rheumatoid-Arthritis-Combination-Study (FIN-RACo) 49
rheumatoide Arthritis siehe Arthritis, rheumatoide
Riesenmitochondrien 73
Riesenzellarteriitis 33 f
Ritchie-Index 64 ff

S

Salvage-Pathway 88
Saw-tooth-Strategie 48
Schönlein-Henoch-Purpura 33 f
Schuppenflechte-Arthritis siehe Psoriasis-Arthritis
Schwangerschaft, immunsuppressive Therapie 27 f

Sequestration, beeinträchtigte 7
Serumkreatinin, Messungen unter
  Ciclosporin 76 f
Sirolimus siehe Rapamycin
Sklerodermie, Ciclosporin 75
Sphingosin-1-Phosphat-Rezeptor-4 92
Spondylitis-Funktions-Index 66
Step-down-Strategie, -Therapie 43, 45, 48 f, 52
Step-up-Strategie, -Therapie 43, 48, 57
Steroideinsparung, Ciclosporin 28 f
Steroidtherapie
– Makrophagen-aktivierendes Syndrom 17
– systemische juvenile Arthritis 16
– Wachstumsstörungen 16
Strahlbefall, Psoriasis-Arthritis 61
Sulfasalazin,
– Psoriasis-Arthritis 63, 65 f
– Schwangerschaft 27 f
Swollen Joint Count 50 f, 54
Synovialis, rheumatoide Arthritis 11

T

Tacrolimus
– Schwangerschaft 27 f
– Wirkmechanismus 92
Takayasu-Arteriitis 33 f
– Ciclosporin 38
Tender Joint Count 50 f, 54
Th1-Phänotyp 7
Th2-Phänotyp 7
Thalidomid, Schwangerschaft 27 f
therapeutische Breite, geringe 81 f
– Beispiele 81
– Ciclosporin 83
Therapiemonitoring, Ciclosporin 70, 72
Thrombopenie (SLE), Ciclosporin 28
Thromboxan A2, Ciclosporin-induzierte
  Nephrotoxizität 71 f
T-Lymphozyten, T-Zellen 1 f
Translationsinhibitoren 88
Transversalbefall, Psoriasis-Arthritis 61
Tripeltherapie, rheumatoide Arthritis 48 f, 57
Tubulointerstitium, Ischämieschaden 72
Tubulus, proximaler 71
– Effekte von Ciclosporin 72 f
– funktionelle und strukturelle
  Veränderungen 72 f
Tubulusatrophie
– fokale 72, 74
– ischämiebedingte 74
T-Zell-Aktivierung 1 f, 7 ff
– Ciclosporin 1
– Doppelsignal 3
– Makrophagen 11

T-Zell-Depeletion 94
T-Zellen 1 f
– autoreaktive 7
T-Zell-Immunsuppression 4
T-Zell-Rezeptor (TCR) 2, 7

U

Urtikaria-Vaskulitis, Ciclosporin 38
Uveitis
– Immunsuppression 17
– juvenile idiopathische Arhritis 17
– Morbus Behçet 38 f

V

Vakuolisierung, Tubulusepithelzellen 73 f
Variabilität der Pharmakokinetik,
  Ciclosporin 83
Vaskulitis, -iden
– essenzielle kryoglobulinämische 34
– kutane leukozytoklastische 34
– primäre 33 ff
– – ACR-Klassifikation 33
– – ANCA-assoziierte 33
– – befallene Gefäßstrukturen 33
– – Beurteilung der Aktivität 34 f
– – Chapel-Hill-Klassifikation 33 f
– – Chronizität 35
– – Einteilung 33 f
– – kleine, große, mittelgroße Gefäße 34
– – Staging 34 f
– – Therapieformen 35 f
– der Retinagefäße, Morbus Behçet 38
– sekundäre 34

W

Wadenkrämpfe 73
Wegener-Granulomatose 33 f
– Ciclosporin 37

Y

Yersinia-Arthritis 5

Z

Zulassung, wirkstoffgleiche Medikamente 84 f
Zwillingsforschung, rheumatoide Arthritis 6
Zytochrom-P450-3A4 76, 82 f
Zytokinforschung 1 f, 7 f
Zytopenien (SLE), Ciclosporin 29